AF394917

Paris. A. PARENT, imprimeur de la Faculté de Médecine, rue Mr-le-Prince, 31.

DE LA

FIÈVRE SYPHILITIQUE

PAR

F. COURTEAUX

DOCTEUR EN MÉDECINE DE LA FACULTÉ DE PARIS

ÉLÈVE DES HÔPITAUX

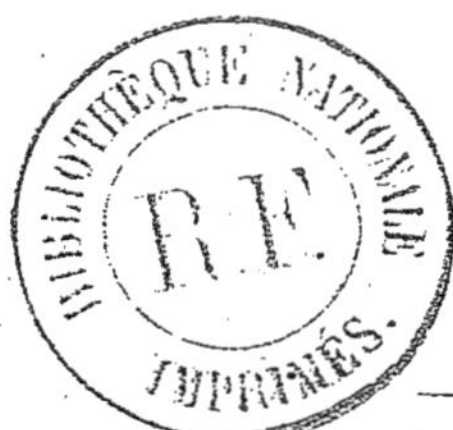

PARIS

ADRIEN DELAHAYE, LIBRAIRE-ÉDITEUR

PLACE DE L'ÉCOLE-DE-MÉDECINE

1871

INTRODUCTION

Ce travail est une contribution à l'étude médicale de
la période secondaire de la syphilis.

Nos traités de pathologie vénérienne tracent de cette
période un tableau très-incomplet et rien moins que clinique : lésions de la peau et des muqueuses, adénopa-
thies, iritis, douleurs et quelques troubles nerveux. Il
semblerait, d'après cette esquisse, que la vérole secondaire ne consiste que dans un certain nombre de manifestations presque exclusivement extérieures et de l'ordre
de celles qui ressortissent à l'examen chirurgical.

Derrière ces manifestations purement extérieures, il
y a un organisme qui souffre ; c'est là, je crois, un point
de vue qui, jusqu'à ce jour, paraît avoir échappé à la
plupart des auteurs.

La vérole secondaire comprend, indépendamment de
cette symptomatologie extérieure et restreinte, des troubles multiples et variés qui attestent l'extension de la
maladie à tous les systèmes de l'économie. Elle est tout
aussi *viscérale*, si ce n'est plus, que la vérole tertiaire ;
mais il va sans dire que ses manifestations n'ont rien
d'analogue à celles de cette dernière.

La vérole secondaire, en effet, intéresse non-seulement
la peau et les musqueuses, mais aussi les muscles, le
système osseux, le système séro-fibreux, le système nerveux central et périphérique, les membranes de l'œil,

les organes digestifs et leurs annexes, l'appareil circulatoire, l'utérus et l'embryon qu'il renferme, etc., etc.

Je dois dire toutefois que plusieurs points de cette
syphilis viscérale secondaire ont attiré l'attention des
observateurs; mais combien d'autres sont ignorés!

M. Fournier, mon maître, dans le service duquel j'ai
recueilli mes observations, a exposé dans ses leçons
cliniques de l'hôpital de Lourcine une série de recherches toutes nouvelles sur les manifestations viscérales
secondaires de la syphilis (1).

Le sujet que j'aborde est tout *médical*. Il rencontera
beaucoup de contradicteurs. Aussi ne m'avancerai-je
que retranché derrière l'observation clinique, et je pense
pouvoir établir par des faits et d'une manière irréfu-
table les propositions suivantes :

1° Il existe une fièvre prodromique de l'éruption syphilitique, analogue à celles de l'éruption variolique, rubéo-
lique, etc., des exanthèmes fébriles, (roséole, urticaire).

Ce fait déjà connu est peu répandu; dans plusieurs
traités spéciaux il en est à peine fait mention.

2° Indépendamment de cette fièvre prodromique, la
syphilis se complique souvent d'un état fébrile qui peut
être observé, soit concurremment avec une éruption,
soit en dehors de toute éruption.

3° Cet état fébrile spécifique peut revêtir les types de
la fièvre vulgaire, c'est-à-dire qu'il peut être intermittent, continu, etc., etc.

4° Cette fièvre, dont les auteurs contestent la nature
spécifique, ou qu'ils rattachent à un état morbide intercurrent, est réellement due à la diathèse syphilitique.

(1) A. Fournier. Leçons cliniques de l'hôpital de Lourcine. (Sous presse).

5° Elle se présente avec des caractères, dont les uns lui sont communs avec tout état fébrile et dont les autres lui sont particuliers. Ces derniers donnent très-souvent à la fièvre syphilitique une physonomie, une allure toutes spéciales.

6° Elle offre, enfin, un certain degré de fréquence.

DIVISION DU TRAVAIL.

LA FIÈVRE SYPHILITIQUE

CHAPITRE PREMIER.

HISTORIQUE.

Presque tous les auteurs, qui se sont succédé depuis le xvᵉ siècle, ont fait mention de l'état fébrile dans la syphilis; mais, moins favorisée que tant d'autres accidents de la période secondaire, cette fièvre n'a pas eu jusqu'à ce jour les honneurs d'une description complète.

Nous allons essayer de faire voir dans cet historique par quelles phases a passé la question.

La fièvre dans la syphilis n'avait pas échappé à la sagacité des premiers narrateurs de cette maladie, « *nouvelle* et *inconnue*, » qu'ils observaient à son berceau.

Ces auteurs considéraient toutefois le *mal français* (syphilis) comme une maladie presque apyrétique. Cette apyrexie était même un caractère qu'ils invoquaient souvent pour distinguer le *mal français* des maladies avec lesquelles certains auteurs l'avaient confondu au début.

Nicolas Léonicène, 1497, dit en effet : « C'est une règle presque générale que les malades affectés du *mal français* sont exempts de *réaction fébrile*; si la *fièvre* se montre en quelques occasions, elle est toujours si faible qu'ils en ont à peine conscience » (1).

Gaspard Torella, 1497, dans un dialogue entre le médecin et le peuple s'exprime ainsi : « A Paris et dans les grandes cités de France, les lettrés l'appellent *grosse vérole*, mauvaise dénomination, car ce n'est pas une espèce de variole (*pas de fièvre*, symptômes bien différents).... (2).

Jean de Vigo (1514), après avoir montré que la maladie est multiple dans ses manifestations, s'exprime ainsi sur la fièvre : « C'est une petite *fièvre* qui, venant parfois se surajouter à tous les symptômes qui précèdent, conduit insensiblement les malheureux malades à la consomption, l'étisie progressive et la mort (3). »

Jacques de Béthencourt (1527), médecin rouennais, qui le premier adopta la dénomination de *maladie vénérienne*, parle ainsi de la fièvre dans un livre remarquable pour son temps : « La *fièvre* est en revanche un symptôme qui fait le plus habituellement défaut» (4).

Le célèbre botaniste Matthiole (de Sienne) qui, s'il faut en croire Kurt Sprengel, administra le premier le mercure à l'intérieur, dit, dans un mémoire sur le *mal français*, que la forme bilieuse de cette maladie s'accompagne d'une « petite *fièvre*, soit du mode *tierce*, soit du *mode étique* » (5).

Bien des auteurs après lui ont rapporté des observa-

(1) Alf. Fournier. Traduction inédite des auteurs latins du xvᵉ et du xviᵉ siècle.

(2) Alf. Fournier, loc. cit.

(3) Alf. Fournier, loc. cit.

(4) Jacques de Béthencourt. Nouveau Carême de pénitence, traduction de A. Fournier (sous presse).

(5) Alf. Fournier, loc. cit.

tions de fièvre intermittente qu'ils croyaient pouvoir rattacher à la syphilis (1).

Jusqu'à Hunter, les auteurs se répètent les uns les autres, et la question ne fait aucun progrès.

Ce grand syphyliographe croit que la syphilis s'accompagne fréquemment de fièvre : « Les altérations locales de la syphilis constitutionnelle s'accompagnent *ordinairement* de *fièvre*, d'agitation, d'*insomnie* et souvent de *céphalalgie* » (2).

Voulant ensuite caractériser cette fièvre, il s'exprime ainsi : « Cette fièvre ressemble d'abord à la fièvre *rhumatique*, et, au bout d'un certain temps, elle participe beaucoup de la fièvre hectique » (3). Un point très-important qu'il signala le premier est celui-ci : « Ces symptômes se manifestent souvent *indépendamment de toute action locale*, et sans en être *accompagnés;* il est très-difficile alors de reconnaître la véritable nature de la maladie; et, dans les cas qui ne sont pas susceptibles d'une démonstration bien claire, il faut rassembler et étudier avec soin toutes les circonstances. Plusieurs de ces symptômes cèdent à l'emploi du *mercure*, et c'est peut-être la seule circonstance qui puisse me porter à admettre qu'ils dépendent de la présence du virus syphilitique. » (4).

Swediaur, le premier, distingua très-clairement la fièvre prodromique de la période secondaire. Voici ce

(1) Yvaren, Métamorphoses de la syphilis, p. 173.

(2) John Hunter. A treatise on the venereal diseases, London, 1786 ; traduction par Richelot, avec notes de Ph. Ricord, dans la collection des OEuvres complètes. Paris, 1839, p. 530.

(3) John Hunter, loc. cit.

(4) John Hunter, loc. cit.

qu'il dit à ce sujet : « Avant que le virus syphilitique, existant dans le système du corps, produise des éruptions à la peau ou autres effets visibles, les malades... sont attaqués d'une *fièvre de l'espèce lente*, avec un *pouls faible et accéléré* » (1).

Cet auteur, dans un chapitre consacré aux *maladies vénériennes déguisées*, cite plusieurs de ses prédécesseurs qui ont rapporté des observations de fièvre intermittente syphilitique. Quant à lui, il ne croit pas que toutes ces fièvres « participent de la nature syphilitique parce qu'elles cèdent au mercure » (2). Yvaren, dans ses *Métamorphoses de la syphilis*, reproduit toutes ces observations.

Après Swediaur, Hecker et Morelli, imités par la plupart des auteurs qui leur succèdent, distinguent nettement une fièvre prodromique de la période secondaire et une fièvre prodromique des éruptions secondaires.

Presque tous comparent la première à la fièvre prodromique de la variole, de la rougeole, etc.

Ricord, Bassereau, Vidal (de Cassis), Bazin, etc., parlent incidemment de la fièvre syphilitique.

Guntz (3), dans un mémoire, étudie exclusivement la fièvre prodromique de la période secondaire. L'auteur établit par des recherches thermométriques qu'elle est continue, rémittente. Il discute longuement les caractères différentiels de cette fièvre et de celle de la rougeole, de la variole et des autres exanthèmes fébriles. Il signale incidemment la boulimie qui l'accompagne quelquefois

---

(1) Traité des maladies vénériennes, t. II, p. 101. Paris, 1801.

(2) Swediaur, loc. cit.

(3) Das Syphilitische Fieber (Varge's Zeitschrift, neue Folge, II, 3 123 ; 1863). Analysé dans Schmidt's Jahrbücher für gesammten Medizin, t. CXX.

et l'apparence de gravité qu'offre parfois cette fièvre à
son début.

M. Lancereaux (1), dans son *Traité de la syphilis*,
consacre quelques pages à l'étude de la fièvre prodromique de la période secondaire. Il trace en peu de mots
l'historique de cette fièvre et signale, d'après Guntz,
l'élévation de la température, la fréquence du pouls.

De Castelnau et Chausit ont consacré, dans les *Annales des maladies de la peau et de la syphilis* (2), deux
articles à l'étude de la *fièvre syphilitique primitive*, c'est-
à-dire de celle qui précéderait l'apparition du premier
phénomène local (le chancre infectant).

Cette fièvre est encore moins admise que la précédente par les syphiliographes.

Nous ajouterons une dernière considération à tout
ce qui précède. La question de la *fièvre syphilitique primitive* et de celle que j'appellerai *secondaire*, pouvait être
résolue par les faits d'inoculations expérimentales du
chancre infectant. Mais l'attention était fixée sur d'autres problèmes, et, dans ces expériences que la morale
réprouve, il n'est pas fait mention de la fièvre.

(1) Lancereaux. Traité de la syphilis. Paris, 1866.
(2) Annales des maladies de la peau et de la syphilis, nᵒˢ de juin 1845
et d'avril 1852.

CHAPITRE II.

A. Symptômes.

Début. — La fièvre syphilitique se présente sous des formes tellement variées qu'on ne peut dire d'une manière précise quel en est le phénomène initial.

Le symptôme, qui le plus fréquemment annonce le début de la fièvre, est, comme dans la majorité des états fébriles, la sensation de froid, le frémissement, l'horripilation. La fièvre syphilitique débute aussi par le frisson, tantôt léger et répété, tantôt intense, avec claquement des dents, comme dans la pneumonie de l'adulte, avec tremblement dans tous les membres.

Le frisson, du reste, n'acquiert que très-rarement cette intensité.

Le début est quelquefois brusque, mais le plus souvent la fièvre présente des prodromes qui, dans beaucoup de cas, acquièrent une certaine intensité. Ce sont : de la céphalalgie parfois très-vive ou de la céphalée, de la pesanteur de tête, de la courbature. La durée de ces phénomènes varie de plusieurs heures à plusieurs jours.

Signes. — Quels que soient le début et la forme de la fièvre syphilitique, elle s'accuse surtout par les deux phénomènes essentiels de tout état fébrile : l'accélération du pouls et l'élévation de la température, auxquels s'ajoutent le malaise général, les troubles sympathiques des diverses fonctions.

En ce qui concerne ces troubles, la fièvre syphilitique présente des bizarreries qui la font différer bien
souvent de la fièvre essentielle ou symptomatique et
lui donnent dans ces circonstances une physionomie
toute particulière.

Dans l'état fébrile, ce qu'on observe, en effet, presque
invariablement, c'est un trouble plus ou moins marqué
des fonctions digestives : l'appétit est diminué ou
même aboli ; la langue se recouvre d'un enduit mu-
queux ou blanchâtre, d'épaisseur variable. Or, la fièvre
syphilitique, elle, fait *très-souvent* exception à la règle,
et nous avons pu constater, nos observations en font
foi, que :

1° L'appétit est conservé, sinon entièrement, du
moins plus que ne l'auraient fait supposer l'accélération
du pouls, l'élévation de la température.

2° La langue est nette, presque absolument normale.

Il est un fait tellement en dehors des lois communes
que l'observation clinique seule me permet de l'énon-
cer : chez un assez grand nombre de sujets, l'appétit,
au lieu d'être seulement conservé, est au contraire
augmenté, quelquefois même exagéré. Ces malades
sont affectés d'une véritable *boulimie*. Cette *boulimie* est
elle-même, comme l'a démontré M. Fournier, un accident de la période secondaire ; mais, quand elle se présente avec le cortége de l'état fébrile, cette union consti-
tue un ensemble pathologique des plus bizarres.

M. Fournier (1), dans un travail sur la *boulimie* et

(1) Note sur certains cas urieux de boulimie et de polydipsie d'origine syphilitique. Gaz. hebd., 3 et 10 février 1871.

la *polydipsie d'origine syphilitique*, s'exprime ainsi sur la coïncidence de cet accident avec l'état fébrile :

« Enfin, un dernier point des plus curieux me reste à signaler. Chez plusieurs de nos malades faméliques, nous avons vu la boulimie *coïncider avec un état fébrile des plus accusés*. Chose bizarre ! Des malades alitées par la fièvre, et par une fièvre dans laquelle le pouls s'élève à 120 et la température axillaire jusqu'à 39°, 39°,5,— 39°,8, sont parfois tourmentées par les angoisses d'une faim dévorante et absorbent une quantité d'aliments double, triple ou quadruple de celle qui leur suffit à l'état de santé ! Ce fait extraordinaire et qui renverse les données de l'observation commune, n'a pas été sans nous surprendre vivement. Nous l'avons étudié avec soin, et nous pouvons le donner comme absolument vrai, comme positif, quelque interprétation d'ailleurs qu'on veuille lui attribuer. Il n'est même pas rare, car nous avons eu l'occasion de le rencontrer à des degrés divers chez un certain nombre de nos malades, ainsi qu'en témoignent quelques-unes des observations précédentes.

« Ce qui ajoute encore à la singularité d'une telle association de phénomènes discordants, c'est que cette boulimie coexiste parfois, non pas seulement avec un état fébrile intermittent ou continu, mais de plus avec un ensemble d'accidents qui impliquent en général et semblent commander, pour ainsi dire, une dépression notable de l'appétit. J'ai vu de la sorte certaines de nos malades, boulimiques et fébricitantes à la fois, conserver une faim dévorante, en dépit d'un état de malaise très-accentué, d'une asthénie profonde, allant parfois jusqu'à l'accablement des fièvres graves, de douleurs aussi variées que pénibles, d'une insomnie presque continue, de sueurs profuses, d'algidités périphériques, de désordres nerveux multiples, de troubles divers des grandes fonctions, d'un pouls défaillant et misérable, etc. L'intégrité et, à plus forte raison, l'exagération de l'appétit, ne font-elles pas un contraste étrange, en apparence du moins, au milieu d'un tel ensemble de phénomènes ?

« Citons comme exemple de cette association bizarre de symptômes discordants l'observation suivante :

OBSERVATION I.— Syphilides cutanées et muqueuses. Boulimie très-accusée coïncidant avec des phénomènes fébriles, intermittents d'abord, puis continus, avec une prostration profonde, une insomnie rebelle, des sueurs profuses, des algidités périphériques, des douleurs multiples, etc. Battements de cœur, irrégularités et faiblesse singulière du pouls, gastralgie, nausées, céphalalgie, phénomènes analgésiques, etc.

D... (Stéphanie), couturière, âgée de 18 ans, entre le 18 mai 1869 à l'hôpital de Lourcine, salle Saint-Clément, n° 39.

Bonne santé habituelle; pas de maladie sérieuse antérieure. Tempérament lymphatique, pâleur, embonpoint moyen. Règles régulières depuis l'âge de 14 ans. Sujette à ce qu'elle appelle des crises nerveuses, c'est-à-dire à des défaillances passagères avec mouvements convulsifs.

Cette femme se dit malade depuis un mois environ, époque à laquelle elle s'aperçut de l'existence de quelques boutons à la vulve. Elle a pris au dehors, sur le conseil d'un pharmacien, une trentaine de pilules dont elle ignore la nature.

« *État actuel.* — A la partie la plus inférieure de la grande lèvre gauche, chancre induré en transformation papuleuse; papules muqueuses confluentes sur les grandes lèvres et sur la face supéro-interne des cuisses; pléiades inguinales; roséole érythémato-papuleuse; céphalalgie et insomnie depuis une quinzaine. Depuis la même époque, accès de fièvre quotidiens se manifestant vers cinq heures de l'après-midi et durant deux heures environ. Éruption croûteuse du cuir chevelu. Souffle cardiaque doux au premier temps et à la base; souffle vasculaire assez intense.

Dans ces derniers jours, la malade a remarqué qu'elle avait une *faim continuelle* et une *soif* intense ; elle ne fait plus, dit-elle, « que manger et boire », ce qui l'étonne d'autant plus que cet appétit excessif a coïncidé avec un état de malaise général très-accentué et des accès de fièvre quotidiens ; elle affirme « n'avoir jamais eu un appétit semblable à celui qu'elle présente actuellement ». — Traitement : sirop d'iodure de fer, lotions à la liqueur de Labarraque, pansements à l'oxyde de zinc, bains.

Les jours suivants, les mêmes symptômes persistent ; il s'y ajoute des douleurs très-vives dans les deux temps et un sentiment de courbature générale. Boulimie continue très-intense. Soif vive. Fièvre quotidienne irrégulière, se produisant toujours dans l'après-midi, mais à heures différentes. Sueurs profuses des extrémités, même en dehors des accès fébriles. Rate normale. Aucun antécédent de fièvre intermittente. Urines normales.

La boulimie persiste sans modification, toujours très-vive, jusqu'à la fin de la première quinzaine de juin, s'accompagnant de douleurs d'estomac et de nausées. Pendant tout ce laps de temps, la malade n'a pas cessé d'avoir de la fièvre. Cette fièvre se montre tantôt par accès intermittents, qui se produisent surtout la nuit, tantôt sous une forme continue. La température, dans quelques-uns de ces accès, s'élève jusqu'à 39°,8. De plus, simultanément, syphilides cutanées et muqueuses (syphilide papulo-squameuse des cuisses et de la face, syphilide papuleuse humide des aisselles et de la vulve) ; troubles nerveux multiples : épigastralgie, douleurs circonscrites à l'appendice xiphoïde, céphalée, insomnie, langueur, asthénie, accablement profond ; phénomènes analgésiques aux extrémités supérieures.

Vers le 12 juin, la fièvre prend le type continu ; la boulimie s'apaise et fait place même à de l'inappétence. En revanche, soif très-vive. Persistance des syphilides et des troubles nerveux sus-indiqués.

A dater de cette époque, la boulimie n'a plus reparu. Il serait donc sans intérêt de reproduire ici la longue série des accidents qui suivirent. En voici l'analyse très-abrégée : persistance des accidents fébriles jusqu'au 20 juillet, sous forme, tantôt intermittente et tantôt continue ; érosions amygdaliennes ; syphilide pigmentaire du cou ; céphalée ; algidités périphériques ; insomnie nocturne, et pendant quelques jours, au contraire, somnolence continue ; abattement profond ; asthénie des plus accusées ; battements de cœur, irrégularités et faiblesse remarquable du pouls ; phénomènes analgésiques, etc.

Ce n'est que vers la fin de juillet qu'une amélioration se manifesta dans l'état de la malade. — Exeat à cette époque. — Inutile d'ajouter qu'un traitement anti-diathésique avait été prescrit à cette malade; mais ce traitement fut assez irrégulièrement suivi pour qu'il n'y ait pas lieu d'en tenir compte.

« C'est qu'en effet cette exagération de l'appétit n'est elle-même qu'un phénomène morbide. Loin d'être le témoignage d'une santé florissante et de fonctions qui s'exercent avec une énergie de bon augure, c'est au contraire un indice de maladie, un symptôme essentiellement pathologique. Donc, rien d'étonnant à ce qu'il figure au milieu d'autres symptômes également pathologiques dont il ne diffère que par l'apparence spécieuse d'un attribut de la santé. »

Dans l'observation suivante la faim est augmentée. La malade mange cinq portions d'hôpital (1), ce qui est plus que suffisant pour un adulte en bonne santé, malgré un état fébrile où la température s'élève à 39°,2, et le pouls marque 104 pulsations.

OBSERVATION II. — Syphilis et chancres simples. Roséole, alopécie, céphalée, myosalgie. Douleurs diveres. Réfroidissement des extrémités. Fièvre. Conservation de l'appétit.

A... Marie, couturière, 23 ans, entre le 5 janvier 1869 à l'hôpital de Lourcine, dans le service de M. Fournier, salle Saint-Clément, n° 40.

Bonne santé habituelle, constitution moyenne. Pas de maladie vénérienne antérieure, pas d'accidents hystériques antérieurs.

(1) D'après le nouveau règlement en vigueur dans les hôpitaux, la ration quotidienne d'une malade bien portante (ce qu'on appelle les quatre portions) est composée comme il suit :
Pain blanc, 400 grammes; deux soupes de 30 centilitres chacune, l'une maigre et l'autre grasse; viande, 210 grammes environ; légumes, 40 centilitres; vin 36 centilitres, ou, au choix des malades, vin 18 centilitres, et lait 1 litre.

La malade a senti, il y a un mois, de petits boutons à la grande lèvre droite. Depuis quinze jours, elle éprouve des malaises, des douleurs dans les membres, de la céphalalgie. Angine syphilitique depuis la même époque. Pas de traitement.

État actuel. — Papules muqueuses des grandes lèvres et de la partie supérieure et interne de la cuisse; érosions à base indurée des petites lèvres (chancres primitifs). Roséole du tronc et des membres depuis dix jours. Ulcérations anales profondes (chancres simples).

Traitement: 2 pilules de proto-iodure d'hydrargyre de 0,05 centigr. chacune. Lotions avec une solution de la liqueur |de Labarraque. Pansement avec la poudre d'oxyde de zinc. Bains.

Du 27 février au 1ᵉʳ mars, la malade présente des accidents syphilitiques variés: *Insomnie nocturne, douleurs* dans les épaules (myosalgie), dans le genou droit, dans les poignets sans gonflement ni rougeur (arthralgie), douleurs non localisables dans le bas-ventre. *Céphalalgie, appétit exagéré.* La malade mange cinq portions. Réparation complète à la vulve. Pas de symptômes de tænia.

1ᵉʳ mars. La malade dit avoir de la *fièvre* depuis la veille à huit heures du soir. Cette fièvre persiste ce matin. *Frisson initial* d'une demi-heure, puis *chaleur* et *sueurs* pendant toute la nuit. *Nausées, céphalalgie continue, engourdissement* dans les jambes qu'elle ne pouvait remuer pendant la nuit. Érosions amygdaliennes; au milieu de macules de prurigo galeux, rougeurs semblant bien spécifiques; une *papule* psoriasique de la main gauche, *même appétit.* Température 39º,2, pouls 104.

Observée le soir. La fièvre ne l'a pas quittée de toute la journée, *peau sudorale, céphalalgie vive, abattement, étourdissements* quand elle se lève. *Même appétit.* Temp. 38º, 9, pouls 100.

Le 2. Même état. *Douleurs nocturnes dans les jambes. Même appétit.* Temp. 38º,5; pouls 80.

Soir. Fièvre toute la journée. Céphalalgie continue. Temp. 37º,7, pouls 84.

Le 3. Céphalalgie continue. Ce matin apyrexie. Vulve saine. Temp. 36º, 7, pouls 72.

Le 4. Améloration rapide. Pas de fièvre la nuit précédente. Température 37º.

La malade quitte l'hôpital le 13 avril sans avoir présenté de nouvel accès de fièvre et guérie de ses accidents.

Remarque. Nous noterons de plus, dans cette observation, la continuité de l'état fébrile et ces phénomènes
des fièvres graves qui se sont dissipés si rapidement.

La boulimie est accusée au plus haut degré dans les
deux observations suivantes empruntées au travail de
M. Fournier (1). Nous ferons remarquer que dans la
première il s'est joint de la polydipsie, et dans la seconde un état analogue à celui des fièvres-graves sur
lequel nous insisterons plus loin.

OBSERVATION III. — Syphilis. Chancres indurés multiples. — Boulimie et polydipsie
se manifestant au début même de la période secondaire, avec la première poussée
des accidents constitutionnels. — Polydipsie persistante après la disparition de la
boulimie. — Accidents secondaires multiples : syphilides, céphalée, insomnie, fièvre
spécifique, sueurs, arthralgies, douleurs musculaires, périostoses, algidités périphériques, etc.

G... Appoline, domestique, âgée de dix-huit ans, entre le 12 janvier 1869 à l'hôpital de Lourcine, salle Saint-Clément, n° 28.

C'est une fille d'une constitution robuste, d'une bonne santé habituelle. Bien réglée. Aucune maladie vénérienne antérieure.

Il y a quinze jours environ qu'elle a ressenti quelques cuissons à
la vulve et qu'elle s'est aperçue de l'existence, en ce point, d'un
certain nombre de boutons. Elle n'a fait, jusqu'à ce jour, aucun
traitement.

Nous constatons sur elle, à la date du 12 janvier, des chancres
multiples, à induration parcheminée ou foliacée, siégeant sur les
petites lèvres, les grandes lèvres et la région périnéale. Pléiades inguinales à ganglions durs et indolents. Aucun autre accident syphilitique. On prescrit un simple traitement local et des bains.

Vers le 1er février s'annoncent les premiers phénomènes secondaires consistant en ceci : malaise général, courbature, insomnie,
douleurs de tête, apparition sur l'abdomen de quelques petites
taches rosées; fièvre vespérine; et, simultanément, exagération très-
appréciable de l'appétit qui, d'un jour à l'autre, devient impérieux
et continu; soif très-vive.

Le 7. Mêmes phénomènes. Roséole plus accusée. Céphalée intense. Fièvre vespérine et sueurs nocturnes. Appétit très-violent et

(1) Loc. cit.

1871. — Courtaux.   2 soif très-vive. La malade *mange à toute heure de la journée*, et à peine a-t-elle mangé qu'elle éprouve presque aussitôt le besoin de la faim. Urines normales. Traitement : une pilule de proto-iodure d'hydrargyre à 5 centigrammes.

Le 8. Même état. La malade, suivant son propre dire, « *ne fait que manger et boire d'un bout à l'autre de la journée* ». Fièvre le soir, (pouls à 100, température axillaire à 37°,8). Épistaxis abondante. 2 pilules.

Les jours suivants, cette faim extraordinaire s'apaise; la malade revient à son appétit normal et ne mange plus que trois portions par jour, mais la soif persiste. Du reste, les accès fébriles continuent à se manifester vers le soir. Aux phénomènes qui précèdent s'ajoutent encore des arthralgies multiples, (genoux, coudes, poignets), des douleurs musculaires, du brisement dans les membres, des nausées, des souffrances mal définies et non localisables dans l'abdomen, et des périostoses superficielles au niveau des bosses frontales.

Le 15. La malade ne mange plus qu'une portion. En revanche, elle est tourmentée d'une soif continuelle. Indépendamment de sa ration de vin, *elle boit au moins 3 litres d'eau par jour;* elle urine beaucoup; la nuit elle se lève, dit-elle, sept ou huit fois pour uriner.

Le 18. Amélioration au point de vue de la fièvre qui paraît avoir cédé, de la courbature qui est moindre, et de quelques douleurs (arthralgies, céphalée) qui ont disparu. Mais la soif persiste et a même augmenté. Hier, la malade a émis 3 litres et demi d'une urine claire et transparente.

Le 19. Même état. Non compris la ration de vin réglementaire, la malade a bu 4 litres d'eau, sans pouvoir résister aux sollicitations d'une soif impérieuse. Quantité d'urine émise : 4 litres et demi.

Le 20. Même état. Frissons vers le soir; extrémités très-froides, glacées. Céphalalgie très-vive.

Le 21. 3 litres d'urine. Cette urine est très-claire, transparente ; elle marque 1004 au densimètre. Analysée très-soigneusement, *elle ne contient pas trace de glycose.* Depuis quelques jours, apparition de petites papules à la vulve, et de croûtes acnéiformes sur le cuir chevelu.

Le 23. Amélioration notable. La fièvre n'a plus reparu. La soif s'est calmée très-notablement; elle est presque normale. La roséole s'est effacée.

Les jours suivants, amélioration soutenue. Tous les phénomènes morbides disparaissent, et l'état général redevient excellent.

Exeat, en bon état, le 15 mars.

OBSERVATION IV. — Chancres simples et chancre syphilitique. — Boulimie apparue coïncidemment avec les premiers accidents secondaires et se continuant en dépit de violents accès de fièvre et d'un état d'asthénie profonde. — Soif, coliques, diarrhée. — Accidents secondaires multiples : syphilides, céphalée, insomnie, courbatures, douleurs diverses, épigastralgie, algidités périphériques, sueurs, vertiges, étourdissements, otalgie, asthénie, prostration, palpitations, faiblesse singulière du pouls, aménorrhée, analgésie, etc.

R... (Marie), couturière, âgée de 23 ans, entre à l'hôpital de Lourcine le 25 mai 1869.

Assez bonne santé habituelle. Constitution moyenne. Aucune maladie vénérienne antérieure. Règles régulières.

Cette femme, qui se dit malade depuis une huitaine de jours, présente à la vulve et dans l'ampoule supérieure du vagin un mélange d'accidents parmi lesquels nous croyons reconnaître à la fois des chancres simples et un chancre syphilitique. Ces accidents n'offrant pas d'intérêt au point de vue qui nous occupe actuellement, je crois inutile de les décrire et je me borne à les signaler.

Vers le 8 juin, s'annoncent les premiers phénomènes de la période secondaire, qui consistent en ceci : céphalée, douleurs thoraciques au niveau des deux dernières côtes ; petites taches papuleuses, rosées, sur l'abdomen ; croûtes du cuir chevelu, et, en même temps, exagération notable de l'appétit, qui dégénère presque d'un jour à l'autre en une véritable *boulimie*. Ce symptôme a débuté environ le 8. Dès le 11, la malade nous raconte, non sans une certaine inquiétude, qu'elle ressent « *un appétit extraordinaire, comme elle n'en a jamais éprouvé,* » qu'elle a toujours faim, même au sortir de table, qu'elle mange non-seulement la ration *maxima* d'hôpital, mais encore tout le pain et tous les restes qu'elle peut obtenir de ses compagnes. En un mot, suivant sa propre expression, « *elle dévore.* »

Le 14. Boulimie extrême. De plus, autres phénomènes singuliers : *algidité* véritable des extrémités (mains et pieds) qui sont en même temps couvertes de *sueurs profuses. Courbature* générale, sentiment de fatigue dans tous les membres ; douleurs vives dans les genoux, sans aucune lésion appréciable ; *insomnie, céphalée, vertiges, étourdissements* dans la station. La syphilide s'est accrue.

En outre, la malade nous apprend que depuis une huitaine environ elle éprouve tous les soirs, de quatre à neuf heures, un *accès de fièvre* assez violent. Le soir de ce même jour, nous l'observons à ce point de vue, et nous constatons en effet, à six heures, une fièvre assez vive : pouls à 120 ; température axillaire à 38°,4. Rate normale. La malade n'a jamais eu de fièvre semblable, dit-elle ; elle n'a jamais habité de pays à fièvres.

Dans la journée, elle a mangé avec un appétit vorace. De la vie, dit-elle, elle n'a absorbé une telle quantité d'aliments. *Soif* très-vive. Epigastralgie. Urines normales.

Le 15. Mêmes phénomènes, et spécialement boulimie, polydipsie, fièvre vespérine, etc. En plus, diarrhée.

Du 15 au 25. Les mêmes phénomènes persistent, à savoir : boulimie très-vive, soif intense, diarrhée qui s'apaise un jour pour se reproduire le lendemain, et ainsi de suite ; coliques, épigastralgie, fièvre vespérine, se continuant quelquefois une partie de la nuit et de la journée suivante ; algidité des extrémités qui sont absolument glacées et trempées de sueur ; céphalée, étourdissements ; douleurs multiples dans les membres et le thorax, sensibilité douloureuse du cuir chevelu ; otalgie, insomnie rebelle ; battements de cœur, faiblesse excessive du pouls, syphilide érythémato-papuleuse assez discrète ; psoriasis palmaire de forme légère, et surtout courbature générale, abattement extrême, prostration égale à celle d'une fièvre continue ; la malade garde constamment le lit ; il lui serait impossible de se lever. Aménorrhée.

Nous sommes vivement frappés d'un double fait : 1° la coïncidence d'un appétit des plus voraces avec des phénomènes fébriles très-accentués et un état de prostration presque typhoïde ; 2° la conservation de l'état de la langue qui, pendant toute cette période, est restée nette, humide, sans le moindre enduit saburral.

A dater du 26, la boulimie diminue rapidement et l'appétit redevient normal. Nous constatons en même temps une amélioration non douteuse dans les symptômes. La physionomie devient meilleure, la fièvre se calme, l'accablement est moindre, et même la malade peut se lever quelques heures. La plupart des douleurs et des phénomènes nerveux précédemment décrits disparaissent ou s'amendent d'une façon notable.

Vers le 12 juillet, l'appétit diminue d'une manière considérable, et la malade ne mange plus qu'une seule portion de pain.

Du 17 au 25 environ, il se produit une excitation nouvelle de l'appétit (six portions de pain par jour) ; puis ce symptôme s'apaise et ne reparaît plus.

La suite de cette observation n'ayant plus trait à notre sujet actuel, je la résumerai en quelques mots. Cette malade resta sujette, pendant les deux mois de séjour qu'elle fit encore dans notre service, à des manifestations syphilitiques aussi multiples que variées : état de langueur continue et d'affaissement (*asthénie diathésique*); accès de fièvre de temps à autre, sueurs, refroidissement des extrémités, douleurs vagues, erratiques, se localisant dans l'abdomen, les membres, les seins, etc.; de temps à autre, crises de céphalée, étourdissements, battements de cœur, aménorrhée, syphilides cutanées de forme toujours remarquablement superficielle, contrastant par leur bénignité avec l'intensité des phénomènes généraux, et, finalement, en septembre, troubles de sensibilité, consistant en phénomènes analgésiques.

(Un traitement spécifique avait été formulé à cette malade dès le début des manifestations secondaires. S'il n'en a pas été question dans le cours de cette observation, c'est que, lors de sa sortie, cette femme avoua qu'elle n'avait jamais pris une seule des pilules ni des potions qu'on lui avait prescrites).

Nous ne multiplierons pas les observations. Le travail de M. Fournier, en renferme neuf, dont cinq présentent l'association de la *fièvre* à la *boulimie*.

Guntz (1), dans son mémoire sur la fièvre syphilitique, dit avoir aussi observé des cas de boulimie coïncidant avec l'état fébrile. « Il n'y a pas toujours inappétence, dit cet auteur, au contraire, il y a quelquefois *boulimie*. »

Ce fait si singulier n'a jamais été, que je sache, signalé dans les pyrexies ou les états fébriles symptomatiques.

Plusieurs autres particularités donnent à la fièvre syphilitique une allure, une physionomie spéciales, ce sont :

(1) Loc. cit.

1° La répétition fréquente du frisson, des sueurs soit locales, soit générales, dans le cours de la fièvre. (Obs. V, VIII, XV, XVII, etc.);

2° L'association à l'état fébrile de phénomènes variés, tels que la céphalée presque continue, les douleurs périostiques, articulaires (arthralgies) et musculaires (myosalgies), les névralgies, les algidités périphériques, les troubles de la sensibilité générale et spéciale. Association vraiment bizarre et des plus curieuses à étudier;

3° Enfin, comme nous le verrons dans le chapitre suivant, l'irrégularité, la variabilité de son évolution, l'inconstance de sa durée.

Revenons sur les deux phénomènes essentiels qui caractérisent tout état fébrile : l'élévation de la température, l'accélération du pouls; et voyons dans quelles limites ils se produisent.

Guntz, dont les recherches n'ont porté que sur la fièvre prodomique de la période secondaire, dit que la fièvre, dans les cas ordinaires, est indiquée par une température de 30°,4 Réaumur (38° centigrades) pour le soir, et de 29°,9 R. (37°,4 centigrades) pour la rémission du matin. La température maxima serait d'après lui de 31° R. (38°,8 centigrades). Pour ce qui concerne la fréquence du pouls, M. Lancereaux, dans son *Traité de la syphilis*, s'exprime ainsi : « La fréquence du pouls n'est pas ordinairement très-considérable; cependant

on compte parfois jusqu'à 110 ou même 120 pulsations » (1).

Nos observations (2) sont en contradiction avec celles
de ces deux auteurs. Dans beaucoup de cas, la fièvre
était en effet modérée ; le pouls atteignait 96, 100 pulsations, le thermomètre s'élevait à 38°, 38°,5 centigrades. Mais, en revanche, nous avons observé des cas
où la fièvre syphilitique présentait le pouls de la pneumonie ou de la dothiénentérie : 120, 130, 138 pulsations, une température s'élevant à 39°,4, 39°,6, 40°,6
centigrades et plusieurs fois jusqu'à 41°,7. (Voir les observations V, X, XI, XVIII).

B. FORMES DE LA FIÈVRE SYPHILITIQUE.

La fièvre syphilitique se présente sous des aspects
assez variés, que M. Fournier ramène aux trois formes
suivantes :

1° *La forme intermittente*, composée d'une série d'accès isolés, séparés les uns des autres par des intervalles
d'apyrexie complète ;

2° *La forme rémittente* ou mieux *continue exacerbante*,
dans laquelle l'état fébrile est continu, avec accès ou
paroxysmes pendant lesquels les phénomènes fébriles
augmentent d'intensité, et après lesquels il y a, au contraire, une rémission bien accusée de ces phénomènes ;

3° *La forme vague, capricieuse*, dans laquelle la fièvre

(1 Lançereaux, Traité de la syphilis, p. 123 ; Paris, 1866.
(2, Dans nos observations, le thermomètre a été appliqué dans l'aisselle, dont la température moyenne est 36°, 5.

revêt un type tout à fait irrégulier. Ainsi, tantôt elle affecte, pendant plusieurs jours, le type continu, puis passe sans transition au type intermittent; tantôt la fièvre, d'abord intermittente, devient continue, pour revenir ensuite au premier type.

Nous allons passer en revue ces différentes formes.

I. *Forme intermittente.*

C'est la plus commune, comme le prouvent les nombreuses observations recueillies par M. Fournier à l'hôpital de Lourcine.

Caractérisée, comme la fièvre palustre, par des accès isolés qui sont séparés par des intervalles d'apyrexie complète, elle offre toutefois bien des variétés. Ainsi, elle est tantôt *régulière,* simulant au plus haut degré une fièvre palustre ou une fièvre symptomatique; tantôt *irrégulière* dans le retour des accès, dans l'ordre de succession des stades; tantôt *complète;* tantôt *incomplète* ou fruste : un des stades ou deux faisant défaut; tantôt *intense* dans l'expression des phénomènes fébriles; tantôt *légère*, etc., etc.

Dans quelques circonstances, lorsque la fièvre syphilitique est *régulière, complète,* et *de moyenne intensité*, elle rappelle tout à fait la fièvre intermittente paludéenne. Elle se compose alors, comme la fièvre palustre, d'une série d'accès se reproduisant à intervalles à peu près réguliers (le plus souvent vingt-quatre heures), séparés les uns des autres par une période d'apyrexie complète.

Les accès offrent la triade caractéristique des accès fébriles isolés : frisson, chaleur, sueur.

C'est le plus souvent vers le soir que débute l'accès ; il dure jusqu'à une heure avancée de la nuit. Puis, par ordre de fréquence, l'accès débute dans la soirée, plus rarement le matin, plus rarement encore au milieu du jour. L'accès commence par un frisson assez violent, quelquefois accompagné de claquement des dents ou de tremblement dans les membres. Le frisson dure un quart d'heure, une demi-heure, rarement une heure, une heure et demie. La chaleur qui lui succède s'empare de tout le corps et par instants monte par bouffées vers la tête ; les extrémités demeurent froides assez souvent. Enfin, le stade de sueur s'établit. Cette sueur est plus ou moins abondante ; elle est quelquefois très-pro · fuse, et les malades déclarent elles-mêmes « mouiller leur chemise et leurs draps. » Elle se prolonge assez souvent dans la nuit.

La durée moyenne de l'accès est de douze heures, c'est-à-dire que, débutant vers cinq heures du soir, l'accès se prolonge par son dernier stade jusqu'à cinq heures du matin.

L'*insomnie*, le *malaise général*, la *courbature*, une *soif vive*, accompagnent ces accès. Les malades se plaignent le lendemain d'une grande fatigue et demandent à garder le lit pour se procurer un peu de sommeil dont elles ont été privées pendant toute la nuit.

Sous cette forme bien accentuée ne reconnaît-on pas la fièvre intermittente palustre ? ou bien encore une fièvre intermittente symptomatique ? C'est donc une variété importante à connaître, car le médecin non prévenu courrait le risque de la confondre avec des états

fébrilestrès-variés, et de s'engager dans une thérapeuti-
que tout autre que celle que réclament les commémoratifs, l'état normal de la rate et l'intégrité des autres organes.

Les deux observations suivantes, curieuses d'ailleurs
à d'autres titres, sont des exemples de cette variété :

Observation V. — Erosions superficielles vulvaires (chancres infectants). Céphalalgie ; lumbago, abattement, insomnie, névralgie faciale. *Fièvre*. Roséole.

V... (Anna), 28 ans, couturière, entre le 16 janvier 1869 à l'hôpital de Lourcine, salle Saint-Clément, n° 48, service de M. Fournier.

Cette malade, d'une bonne santé habituelle, est entrée, il y a
7 mois, à Lourcine, dans le service de M. Péan, pour une vaginite et
des chancres mous. Pas de renseignements sur la date du début
des accidents actuels.

État actuel. Sur le clitoris et la fourchette, trois petites érosions
très-superficielles (chancres infectants probables). A l'entrée du
vagin, quelques érosions sans caractère. Col volumineux. Rien sur
le corps. Intégrité des organes profonds.

Inoculation avec la sérosité des érosions du clitoris et de la fourchette.

23 janvier. Inoculation négative. L'érosion du clitoris aussi superficielle que possible offre une base feuillée (induration), à fond
chair musculaire. Rien sur le corps.

Le 29, les érosions se cicatrisent. La malade a été prise, vers trois
heures de l'après-midi, d'un *violent frisson*. Observée à six heures,
elle *tremble* encore de tous les membres, la peau est *très-chaude, la
face colorée. Sueurs profuses, frissons légers de temps à autres, céphalalgie
intense, lumbago, abattement, langue nette*, pas de soif. Les organes
sont examinés avec soin, aucun ne paraît affecté. Pas de toux, pas
de point de côté. Temp. 39°,4, pouls 130.

Le 30. Ce matin, céphalalgie persistante, lumbago, inappétence,
pas de toux ; rien sur le corps. Temp. 39°,5, pouls 88. Observée le
soir à six heures et demie, la malade dit avoir du *frisson* depuis
quatre heures. *Abattement, étourdissements, lumbago, céphalalgie vive.*
Temp. 38°,6, pouls 88.

Le 31. La fièvre, au dire de la malade, a été assez violente pendant la nuit précédente. Mieux ce matin. Pouls 88.

Même état général. Céphalalgie, vive surtout la nuit.

3 février. Fièvre chaque soir les deux jours précédents. Elle dé-

butait vers cinq heures par des frissons suivis de chaleur et de sueurs. Ce matin, quelques petites taches semblant rubéoliques sur le thorax. Céphalalgie continue. Les accidents vulvaires se réparent.

Le 4. Fièvre la veille à 8 heures du soir (frissons, chaleur, sueurs), qui a duré jusqu'à une heure du matin. Ce matin apyrexie, mais céphalalgie. *Insomnie nocturne.*

Le 5. La malade a eu la veille, à 8 heures, un accès de fièvre. Même état général. Ce matin apyrexie.

Les 6, 7, 8, 9. Apyrexie. Réparation à la vulve, induration persistante de l'érosion.

Les 10, 11, 12, 13. Apyrexie. *Statu quo* des lésions.

Le 14. La malade a été reprise la veille de *fièvre;* sueurs très-marquées. Elle accuse de plus une *névralgie* dans la moitié de la face. Céphalalgie continue; temp. 39°.

Le 15. Fièvre la veille à cinq heures et demie; (frisson, chaleur et sueurs abondantes). Névralgie faciale plus vive la nuit. Traitement : un gramme de sulfate de quinine en cinq doses.

Le 23. Fièvre chaque soir depuis le 15. Les accès sont *incomplets.* La malade dit avoir seulement chaud pendant une heure, une heure et demie; puis elle a *des sueurs* jusqu'à deux heures du matin. A la vulve, cicatrisation presque complète. Pas d'éruption sur le corps. Pas d'état morbide autre que la syphilis.

Observée vers six heures. Fièvre depuis quatre heures. *Frisson* d'une heure, *puis chaleur.* La peau est *brûlante, céphalalgie extrêmement vive,* soif. Mieux quant *à la névralgie.*

Le 24. Pendant la nuit précédente, *sueurs abondantes* ayant succédé à la chaleur. *Insomnie nocturne.* Presque plus de névralgie Traitement : Sulfate de quinine un gramme en 5 doses. Temp. 38°,2, pouls 96.

Le 25. Fièvre la veille de quatre du soir à trois heures du matin, avec chaleur et des sueurs abondantes. *Céphalée, insomnie, algidité des pieds. Début certain de roséole.*

Le 26. Ce matin apyrexie; *recrudescence de la névralgie.* Deux syphilides érosives plates à l'entrée du vagin; (plaques muqueuses érosives).

Traitement : 1 pilule proto-iodure à 0,05 centigrammes. Lotions avec une solution de liqueur de Labarraque.

Observée le soir. Peau chaude, face colorée, céphalalgie. *Névralgie* persistante. Temp. 37°,6, pouls 88.

1er mars. Fièvre les jours précédents. La veille, elle a consisté en chaleurs et sueurs et n'a duré que jusqu'à dix heures du soir. Insomnie; névralgie continue avec exacerbation nocturne, hypercrinies oculaire et nasale du même côté que la névralgie. La malade affirme n'avoir jamais eu antérieurement de fièvre intermittente ni de névralgie. Roséole du tronc. Traitement : 1 gramme de sulfate de quinine en 5 doses.

Le 3. *Névralgie* persistante. Mieux pour le reste. Temp. 37°,6.

Le 6. Fièvre les jours précédents. La névralgie persiste avec la même exacerbation nocturne; céphalalgie continue; douleur épigastrique. Algidité des mains. Traitement : 1 pilule proto-iodure à 0,05 centigrammes.

Le 8. Plus de fièvre depuis le 6. Plus de névralgie depuis la veille. Roséole persistante. Cicatrisation à la vulve.

Le 11. La malade quitte l'hôpital sans avoir présenté de nouvel accès de fièvre, guérie de sa névralgie et de ses accidents vulvaires.

Remarques. Nous noterons de plus, dans cette observation, l'inefficacité du sulfate de quinine. La fièvre et la névralgie dont l'intermittence était parfaitement accusée, n'ont nullement été modifiées par ce médicament. Cette observation est encore un exemple de fièvre prodromique de la première poussée éruptive. La céphalalgie et l'insomnie sont très-accusées, très-persistantes.

Observation VI. — Chancre infectant. *Fièvre spécifique.* Syphilide papuleuse. — Inefficacité du sulfate de quinine.

X..., soldat du 113e de ligne, entre dans les premiers jours de mars 1871 à l'hôpital d'Ivry, pour un chancre infectant de la face interne du prépuce, qu'il dit remonter à trois semaines.

Vers la fin de mars, le malade présente de véritables accès intermittents (frisson, chaleur, sueurs). Il affirme n'avoir jamais eu antérieurement de fièvre intermittente. L'aide-major du service prescrit le sulfate de quinine à la dose de 1 gramme par jour.

Ce médicament fut impuissant contre les accès qui persistaient encore le 10 avril, époque à laquelle je fus chargé du service.

A cette époque, le malade était pris chaque jour, vers cinq heures du soir, de frissons assez violents, qui duraient une demi-heure, puis de chaleur par tout le corps, montant de temps à autre par *bouffées* vers la tête; à ces deux phénomènes succédaient des sueurs abondantes. Ces sueurs duraient jusqu'à deux ou trois heures du matin. A la visite, le malade accusait de la faiblesse, de la fatigue, des douleurs dans les jambes, de l'insomnie nocturne; aussi dormait-il pendant le jour, pour réparer, comme il le disait, le temps perdu.

L'appétit était conservé, la langue nette. Pas de toux, pas d'hémoptysie antérieure, pas d'intumescence de la rate.

Je songeai aussitôt à la fièvre prodromique de la période secondaire dont je m'occupais pour cette thèse. Je fis cesser le sulfate de quinine et prescrivis des toniques (sirop d'iodure de fer, vin de quinquina). Bains de vapeur.

Le 18 avril, quelques papules lenticulaires apparurent sur le front, la nuque, les bras, le tronc. Traitement : toniques et deux pilules de protoiodure d'hydrargyre à 5 centigrammes. Les accès persistèrent jusqu'au 24 avril, mais deux jours après le début du traitement spécifique, ils s'étaient amoindris, et dans les derniers jours le malade n'avait que des sueurs.

Les papules suivirent leur évolution; la fièvre ne reparut plus. Le malade quitte l'hôpital le 18 mai.

Remarque. Le caractère franchement intermittent de la fièvre est très-accusé dans cette observation, qui est encore un exemple de l'impuissance du sulfate de quinine à modifier cet état fébrile. Cette fièvre a de plus précédé une éruption de syphilide papuleuse.

OBSERVATION VII. — Chancres simples et syphilis. Tuméfaction et indurations gan
glionnaires spécifiques. Phénomènes généraux ; fièvre spécifique, céphalalgie, douleur xyphoïdienne. Accidents secondaires : Syphilide granuleuse de l'aile du nez,
syphilide papuleuse du tronc et des membres, plaques linguales. Douleurs articulaires (arthralgies), périostoses, céphalée, insomnie, etc., etc.

R... (Stéphanie), 18 ans, couturière, entre le 19 janvier 1869 à l'hôpital de Lourcine, salle Saint-Clément n° 41 (service de M. Fournier).

Constitution moyenne. Bonne santé habituelle. Pas de maladie vénérienne antérieure. Les accidents actuels ont débuté il y a trois semaines.

État actuel. Au niveau de la fourchette et à l'entrée du vagin deux ulcérations ayant l'aspect de chancres simples. Au niveau du pubis, une croûte à base inflammatoire. Quelques ganglions douloureux dans l'aine gauche. Diagnostic : chancres simples ; écoulement vaginal abondant ; col sain.

Le 21. La croûte du pubis est tombée ; elle laisse à nu une ulcération creuse entourée d'une auréole inflammatoire. Diagnostic : chancre simple probable.

Rien sur le corps. Quelques maux de tête. Pas de phénomènes généraux ; pas d'accidents hystériques antérieurs.

Le 22. L'aspect des ulcérations de la vulve est celui des chancres simples. Dans l'aine gauche un ganglion assez gros, rappelant plutôt l'adénite syphilitique que celle du chancre simple.

La veille, la malade a eu des frissons depuis deux heures jusqu'à quatre heures, suivis de chaleur et de sueurs jusque vers huit heures du soir. Insomnie ; langue blanche. Aucune éruption sur le corps. « Les phénomènes généraux font tenir en suspicion le diagnostic. Temp. 38,8. »

Le 29. Le frisson a débuté la veille à cinq heures ; il a duré cinq minutes ; il a été suivi de chaleur et de sueurs modérées. Céphalalgie continue. Insomnie. Douleur au niveau de l'appendice xyphoïde. *Langue nette.* Pas de chaleur à la peau. Temp. 36,6. Pouls, 120, (se dit très-émue). — Le soir. Pas de chaleur à la peau. Céphalalgie légère. Pouls, 112. Temp. 39,1.

Le 30. Réparation avancée des chancres. Pouls, 100 ; temp. 39,1. Le soir, est restée couchée une partie de la journée. Céphalalgie intense dans le milieu du jour. Peau fraîche. Pouls, 100 ; température, 38,1. Pas d'éruption sur le corps.

1er février. Se sent mieux. Pas de fièvre aujourd'hui.

Le 6. Pas d'éruption. Cicatrisation des chancres. Pas de fièvre tous ces jours derniers.

Le 17. Il s'est formé dans le triangle de Scarpa un petit abcès qui est ouvert par le bistouri.

Le 24. Pas de fièvre tous ces jours passés. L'abcès est presque complétement guéri. Dans le sillon de l'aile du nez quelques squames à peine naissantes (syphilide granuleuse). Une papule secondaire sèche à la lèvre inférieure. Sur le dos, quelques petites papules grosses comme des têtes d'épingle : spécifiques. Dans la paume de la main une papule cuivrée. Plaques linguales vers la base. Insomnie. Douleurs thoraciques chaque nuit qui empêchent la malade de dormir. Moiteur des mains. (En somme syphilis aussi certaine que possible).

Le 26. Quelques douleurs dans les coudes et dans une épaule. Pâleur. Céphalalgie. Pas de fièvre. — Le soir, pieds froids, mains froides, céphalalgie vive. Crampes d'estomac. Pouls, 112. Température 38,9. — Traitement. : 6 pilules de Vallet. Vin de quinquina, Julep avec 1 gramme d'iodure de potassium.

1er mars. Ulcérations vulvaires cicatrisées. La papule de la lèvre et celle de la main persistent; une est apparue sur l'avant-bras. L'éruption du dos n'a pas de caractère défini. Pas de fièvre.

Le 4. Papule apparue au jarret, en tout quatre papules: singulière limitation de l'éruption. Syphilide granuleuse type des ailes du nez. Céphalalgie moindre. Plus de douleurs dans les jointures. Plus de fièvre.

Le 8. Pas d'éruption nouvelle. Plaques muqueuses linguales. Pléiade accusée.

Le 12. Syphilide papulo-croûteuse des ailes du nez. Plaque de psoriasis dur dans la main droite. Pas de douleurs; plus de fièvre.

La malade quitte l'hôpital malgré nous le 12 mars.

Elle se présente à la consultation :

Le 23. Syphilide papulo-croûteuse de l'aile du nez persistante et du menton. La plaque de psoriasis dur de la main cautérisée par la malade est ulcérée. Les papules de l'avant-bras et du jarret persistent. Vulve saine. Plus de fièvre; plus de maux de tête. Traitement : une pilule de proto-iodure de 5 centigrammes. Bains de vapeur.

Le 30. La syphilide de la face est presque effacée; il en est de même de celle de la main. Plus de fièvre ni de douleurs.

6 avril. Toutes les syphilides ont disparu; irritation buccale.

Revue plus tard par M. Fournier.

8 septembre. Elle présentait une syphilide papulo-squameuse du menton unique; des plaques linguales. Elle avait pris en tout 45 pilules de protoiodure. Plus de fièvre. Une pilule de protoiodure de 5 centigrammes. Toniques. Bains.

Le 13. Retard des règles depuis deux mois. Épigastralgie : douleur singulière que le malade dit n'être pas semblable aux douleurs d'estomac qu'elle éprouvait autrefois. Sensibilité xyphoïdienne, augmentant la nuit. Plaques sur le dos de la langue déparpillée. A l'avant-bras trois taches papuleuses cuivrées. Pas de fièvre. Bains sulfureux. 6 pilules Blancard. Vin de quinquina. Tisane de quassia amara.

2 octobre. Pas de règles. Plaques sur le dos de la langue et à la vulve. Onyxis du gros orteil de nature spécifique (la malade dit s'être blessée avec une chaussure). Une pilule de proto-iodure de 5 centigrammes. Toniques. Localement : poudre d'oxyde de zinc gargarisme au chlorate de potasse ; teinture d'iode ; sparadrap de Vigo.

Le 7. Pas de règles. Vomissements, Grossesse probable. Mieux pour l'onyxis et pour les plaques linguales. A la vulve tout est sec. Traitement : 6 pilules de Blancard.

Le 12. Quelques érosions amygdaliennes ; deux petites érosions vulvaires. Vomissements dégoûts, pâleur ; Quelques temps après la malade avorta. Pâleur. Anémie.

Remarques. — Dans cette observation, le caractère intermittent de la fièvre est encore très-nettement accusé. L'origine de la syphilis est demeurée inconnue. Il y a eu pourtant chancres simples et chancre infectant. Ce sont les phénomènes généraux, la fièvre notammant, qui ont donné l'éveil sur la syphilis, alors qu'aucun phénomène extérieur ne l'accusait.

La variété que je viens de décrire n'est pas celle qu'on observe le plus souvent.

La fièvre intermittente syphilitique est, le plus communément, *moins régulière, moins méthodique dans son évolution.* Elle s'accuse bien encore par des accès intermittents isolés, séparés par des intervalles d'apyrexie, mais :

1° Ou bien, les accès sont *irréguliers dans leur retour,* ainsi : c'est un jour vers le matin, le lendemain vers le soir, que débute l'accès. D'autres fois, deux ou plusieurs accès ont lieu dans la même journée, séparés par des intervalles irréguliers d'apyrexie.

2° Ou bien ils sont *incomplets (frustes),* c'est-à-dire

qu'un des stades peut manquer : ainsi le frisson faisant défaut, on n'observe que les stades de chaleur et de sueur. Quelquefois l'accès est caractérisé par le frisson et la chaleur. Assez fréquemment encore, deux des stades peuvent manquer ; alors les malades accusent simplement soit des sueurs locales ou générales, soit de la chaleur montant vers la face par bouffées ; les malades disent alors qu'elles ont la « *fièvre en chaud* ; » soit des frissons, des horripilations ;

3° Ou bien, ils sont très atténués dans leurs symptômes et leur durée ; dans ce cas, les frissons sont légers et suivis d'une chaleur et d'une sueur modérées. L'accès ne dure qu'une heure, une heure et demie, deux heures.

OBSERVATION VIII. — Chancre induré phagédénique. Papules muqueuses vulvaires. Arthralgies ; Fièvre spécifique ; lassitude générale. Appétit conservé ; polydipsie.

C... (Léonie), entre, le 17 août, à l'hôpital de Lourcine, salle Saint-Clément n° 27 (service de M. Fournier).

Pas de maladie vénérienne antérieure. Bonne santé habituelle. Les accidents actuels datent d'un mois. Pas d'hémoptysie.

État actuel. — Chancre induré phagédénique du sillon génito-crural gauche et de la face externe de la grande lèvre gauche. Papules muqueuses multiples des grandes et des petites lèvres. OEdème considérable et induration de bois de la grande lèvre gauche. Ne tousse pas.

22 août. Douleurs de l'articulation tibio-tarsienne droite, sans rougeur ni gonflement. La malade dit avoir ressenti des frissons vers trois heures du matin et avoir failli se trouver mal. Les frissons ont duré près d'une demi-heure, puis elle a eu très-chaud par tout le corps, le sang lui montait de temps à autre à la tête comme pour l'étouffer, après quoi elle a eu une forte transpiration de courte durée, pas plus d'un quart d'heure. Pendant cet accès, malaise général, céphalalgie, soif vive. Actuellement, langue nette ; se sent de l'appétit.

Observée le soir à cinq heures. La journée s'est bien passée. La malade a ressenti toutefois une lassitude générale, un sentiment de froid généralisé. Vers quatre heures, elle a eu quelques frissons. Elle a actuellement de la chaleur à la peau, la face est légèrement colorée; peu de soif; la langue nette. Temp. 37°,3. Pouls 80.

Le 23. La veille, après son accès qui était terminé vers six heures, la malade a bien dîné. Vers minuit elle a été prise de nouveaux *frissons* qui ont été suivis de sueurs sans chaleur préalable.

Le 24. Pas de fièvre la veille. Bon appétit. Polydipsie.

6 septembre. La malade n'a plus d'accès de fièvre. Exeat pour cause d'indiscipline.

Remarque. — L'irrégularité dans ce cas est très-marquée. Les accès sont atténués. La fièvre de plus n'était nullement en rapport avec une éruption en incubation. — Nous noterons encore la conservation de l'appétit.

OBSERVATION IX. — Papules secondaires des grandes lèvres. Syphilide circinée de la commissure labiale. Syphilide ecthymateuse du tronc. Fièvre spécifique, etc.

B..... Berthe, 16 ans, blanchisseuse, rentre le 23 février 1869, à l'hôpital de Lourcine, salle Saint-Jean n° 1 (service de M. Fournier).

Cette malade a été traitée en décembre 1868, pour des accidents secondaires, dans le service de M. Fournier, salle Saint-Jean, n° 21. Elle ne présenta pas de fièvre alors, elle n'en a d'ailleurs jamais eu depuis qu'elle a la syphilis. — Constitution moyenne. Bonne santé habituelle. Ne tousse pas. — Pas d'hémoptysies.

Etat actuel. — Papules secondaires des grandes lèvres. Syphilide circinée de la commissure labiale droite. — Syphilide ecthyma-teuse de la partie antérieure du thorax. Traitement : une pilule de proto-iodure d'hydrargyre à 0,05. Lotions chlorurées à la vulve. Poudre d'oxyde de zinc. — Bains.

28 février. — Amélioration à la vulve; la malade se dit *très-abattue* et ressent chaque soir, vers huit heures, des frissons légers suivis de chaleur et de sueurs modérées. Ces accidents, qu'elle n'avait jamais présentés antérieurement, ont précédé de quelques jours l'éruption d'ecthyma? Pas de céphalalgie; appétit conservé. — Rien du côté du thorax et des autres organes.

La température notée le matin seulement, du 23 février au 28, jour où les accès ont cessé de se produire, n'a jamais dépassé 37°,6 et n'a jamais été au dessous de 37°,2.

Remarques. — La fièvre, dans ce cas, est apparue à un âge déjà avancé de la syphilis. Elle était très-atténuée dans ses symptômes.

Pour ne pas multiplier les observations, nous renvoyons le lecteur à l'observation XVII, qui est un exemple de cette variété.

Nous résumons ici en peu de mots les caractères de la forme intermittente, caractères qui résultent des observations précédentes.

1° La fièvre intermittente syphilitique affecte presque toujours le *type quotidien*, ou bien elle est *atypique*.

2° Elle est presque toujours *vespérine*, ou plus souvent encore *nocturne*.

3° Elle ne s'accompagne jamais d'intumescence de la rate.

4° Ses accès sont le plus souvent *irréguliers* quant à leur retour, quant à l'ordre de succession de leurs stades, quant à leur composition, quant à la *durée* et à l'*intensité* des stades.

5° Le sulfate de quinine est impuissant même à modifier les phénomènes fébriles.

Fréquence. — La forme intermittente est la plus fréquente de celles que revêt la fièvre syphilitique. C'est cette fréquence qui a fait dire à quelques auteurs que la fièvre dans la vérole affectait un type unique : le type ntermittent.

Je ferai une dernière remarque.

Gardan, Baillou, Bosquillon et bien d'autres auteurs ont rapporté des cas de fièvre intermittente syphilitique double-tierce, quarte (1). Quant à nous, il nous a été impossible dans nos observations de saisir aucun de ces types.

II. — *Forme continue exacerbante ou paroxystique.*

Dans cette forme, l'état fébrile est *continu ;* seulement, par instants, les symptômes s'accentuent davantage pour produire un *accès* ou *paroxysme.*

L'accès se présente d'une façon irrégulière, tantôt le matin, tantôt le soir. Pendant qu'il se produit, on note l'élévation de la température au-dessus de la moyenne à laquelle elle se tient, et une accélération également plus grande du pouls. A ces deux phénomènes s'ajoutent le malaise général, une soif vive, des frissons, de la chaleur, des sueurs, quelquefois des nausées, des vomissements, de la céphalalgie plus vive, etc.

La durée de l'accès est très-variable.

Pendant la rémission, toujours plus longue que l'accès, l'état fébrile n'est pas appréciable par ses phénomènes apparents.

Cette forme est moins fréquente que la forme intermittente. Toutefois elle l'est plus qu'elle ne le paraît, parce que, pendant la rémission, l'état fébrile est souvent très-atténué dans ses symptômes ; le thermomètre seul peut révéler la continuité du véritable élément fébrile : la chaleur.

La durée de la forme continue varie entre deux, trois, quatre jours et un, deux septénaires.

Cette forme s'accompagne assez fréquemment d'un

____

(1) Yvaren. Métamorphoses de la syphilis.

état de malaise très-accentué, d'une asthénie profonde, allant jusqu'à l'accablement des fièvres graves, de torpeur, d'hébétude intellectuelle. Cet appareil symptomatique simule au plus haut degré ce qu'on a appelé l'*état typhoïde.*

Nous consacrons à la fin de ce chapitre un paragraphe à l'étude de l'association de la fièvre syphilitique à cet état d'asthénie générale, de torpeur, d'hébétude intellectuelle, association à laquelle M. Fournier donne le nom de *typhose syphilitique.*

OBSERVATION X. —Papules muqueuses péri-vulvaires. Syphilide papulo-lenticulaire des membres inférieurs. — Psoriasis palmaire. Macules sur le tronc. Plaques amygdaliennes. — Fièvre spécifique ; accablement, abattement, vertiges, éblouissements, délire, céphalalgie, insomnie, etc.

G..... Céline, 20 ans, couturière, entre le 25 mai 1869, à l'hôpital de Lourcine, salle Saint-Clément n° 42 (service de M. Fournier). Pas de maladie vénérienne antérieure; mal réglée; pas de renseignements sur l'accident primitif. Bonne santé habituelle.

État actuel. —Papules secondaires mamelonnées, saillantes de la marge de l'anus, du périnée. Papules lenticulaires sur les fesses et la partie interne des cuisses. Psoriasis palmaire. Plaques opalines des amygdales. Macules sur le tronc. *Traitement* : une pilule de proto-iodure à 0,05. Solution de la liqueur de Labarraque; poudre d'oxyde de zinc localement.

12 juin. Ce matin la malade a été prise de frisson pendant une heure au moins. Rien les jours précédents ne faisait pressentir une complication. A la visite, la malade accuse de *l'accablement,* de *l'abattement, un grand malaise général, de la céphalalgie, de l'inappétence. La face est colorée; la peau chaude.* Pas de toux. Pas de gonflement de la rate. Pas d'épistaxis. — Matin, Temp. : 40°,3. Pouls 132. — Soir, Temp. 40°,6. Pouls 136.

Le 13. La malade se sent un peu moins accablée ce matin. Elle accuse de la céphalalgie, de l'insomnie. Les voisines disent qu'elle a *déliré* la nuit. Temp. 38,8. Pouls 112. — Soir. La malade garde le lit. Elle a ressenti de la fièvre pendant toute la journée. Céphalalgie. Rien au poumon. Temp. 38°,9. Pouls 120.

Le 14. *Douleurs articulaires* (arthralgie) *sans gonflement ni rougeur.*

La fièvre est moins forte la nuit et le matin. Mieux sensible. — Temp. 38°,6. Pouls 112.

Soir. Fièvre pendant toute la journée. La malade a eu de nouveau des vertiges, des éblouissements. Epigastralgie; céphalalgie vive. Rien du côté des organes thoraciques et abdominaux. Les pieds et les mains *sont baignés de sueurs*. Temp. 38°,2. Pouls 128.

Le 15. La veille, vers dix heures du soir, la malade a présenté un véritable accès de *délire*. Elle se levait de son lit, courait dans la salle, crachait au visage de la fille de salle. A ce moment son regard était fixe, elle semblait n'avoir pas conscience de ce qu'elle faisait. Le reste de la nuit, céphalée, insomnie. — A la visite, la malade est abattue, elle ne se souvient pas de ce qu'elle a fait la veille. — Amélioration notable. Temp. : 37°,6. — Soir. La malade dit avoir eu de la fièvre pendant toute l'après-midi. Temp. 38°,6, Pouls 112.

Le 18. Amélioration rapide depuis deux jours. — La malade se lève. L'appétit est revenu. Légère céphalée.

Le 21. La malade n'a plus présenté de fièvre. — Elle se sent en état de sortir. Exeat.

B... Sidonie, 24 ans, lingère, entre le 5 janvier 1869, à l'hôpital de Lourcine, salle Saint-Clément, n° 8 (service de M. Fournier).

Fausse couche il y a quatre mois à l'hôpital Lariboisière, où elle était entrée pour des plaques muqueuses. N'a pris ni pilules ni potion. Bonne santé antérieure. — Pas de maladie vénérienne antérieure à sa syphilis, ne tousse pas, n'a jamais eu d'hémoptysie.

Etat actuel. — Pâleur des muqueuses. Syphilide ulcéreuse des grandes lèvres, considérablement tuméfiées. Macules de syphilis évidente sur le tronc. Syphilide rubéolo-squameuse de la nuque.

Traitement. — Une pilule de proto-iodure à 0,05. Deux cuillerées de sirop d'iodure de fer. Bains. Localement : lotions chlorurées, oxyde de zinc.

Le 29. Guérison des accidents vulvaires.

1er février. La malade s'est levée avec un *fort mal de tête*. Elle a des *frissons* depuis une heure (huit heures et demie). Ne tousse pas. Rien du côté des organes. Pas d'épistaxis. Pas de point de côté. — Le soir à six heures. A la suite des frissons du matin, la malade a ressenti une *forte chaleur*, puis *des sueurs*. La fièvre l'a tenue toute la journée. Actuellement : *face animée*, légèrement *colorée;*

peau chaude, sudorale. Céphalalgie intense. Appétit conservé. Température 41°,7. Pouls 136.

Traitement. — Une pilule de proto-iodure à 0,05; 2 cuillerées sirop d'iodure de fer.

Le 2. *Malaise général très-accusé. Céphalalgie vive. Appétit conservé.* Temp. 38°,8. Pouls 130.

Le 3. Même état. *Appétit conservé. Rien du côté des organes profonds.* Temp. 39°, 4.

Le 4. Même état. Temp. 39°,4 le matin. Temp. 38°,7 le soir.

Le 5. La veille, vers cinq heures, la malade a été prise de frissons, puis de chaleur et de sueurs. Au milieu de la nuit elle a ressenti de *petits frissons.* Le matin la fièvre persiste. Temp. 38° 7. Pouls 120. Céphalée continue plus forte la nuit. Douleurs vagues dans les membres inférieurs. Ne tousse pas. Pâleur, appétit conservé. *Traitement* : 2 pilules de proto-iodure de 0,05 chacune. Sirop d'iodure de fer, 2 cuillerées.

Le 8. Vulve saine. Syphilide persistante sous forme d'érythème papulo-squameux. *Plus de fièvre depuis trois jours. Exeat* sur sa demande.

Remarques. — Outre l'état fébrile continu avec exacerbation nocturne, nous noterons la conservation de l'appétit dans un état fébrile où le pouls atteint 136 et la température s'élève à 41,7. Enfin l'état fébrile n'a précédé aucune éruption. Il s'est montré dans une syphilis datant de près de cinq mois. Signalons enfin la répétition des frissons vers la fin de la fièvre; les sueurs générales profuses.

Les deux observations qui suivent sont empruntées au traité de M. Lancereaux. Je les reproduis, quoique incomplètes au point de vue de l'observation de la fièvre, parce qu'elles ont été recueillies chez l'homme (1).

(1) Lancereaux, loc. cit., p. 125.

Observation XII.— Le nommé V.., terrassier, âgé de 35 ans, entre le 9 octobre 1860, à l'hôpital de la Pitié, salle Saint-Paul, n° 45. Cet homme, d'une bonne santé habituelle a contracté, il y a quelques mois, un chancre induré|du prépuce, qui, aujourd'hui, est encore reconnaissable à la cicatrice particulière qui lui a succédé. Adénopathie ganglionnaire bi-inguinale droite, rougeur légère et œdème de l'isthme du gosier; tels sont les divers accidents qu'il nous présente. Flamand d'origine, ce malade s'explique assez difficilement sur ce qu'il éprouve. Il accuse cependant des douleurs au niveau des parties musculaires des parois thoraciques de la région sternale et de la plupart des articulations des membres. Il a la langue sale, légèrement saburrale, du dégoût des aliments et un appétit pour ainsi dire|nul. Il se plaint de vertiges, d'étourdissements, de céphalalgie, d'un léger affaiblissement de la vue et de l'ouïe, les yeux sont ternes, la physionomie exprime la tristesse.

Courbature générale et fièvre (85 pulsations). Vers les trois heures de l'après-midi, la fièvre s'accroît, la peau est manifestement plus chaude et le pouls plus fréquent.

La céphalalgie est surtout plus intense; le malade prétend qu'il reçoit sur les côtés de la tête des coups de canif. Les organes sont examinés avec le plus grand soin, et aucun ne paraît affecté. Boissons émollientes.

Les accidents précités persistent, le malade maigrit, paroxysme fébrile chaque jour à peu près vers la même heure. Proto-iodure de mercure. Amélioration progressive, mais lente.

Le malade quitte l'hôpital le 13 novembre, son état est très-notablement amélioré.

M. Lancereaux fait suivre cette observation des remarques suivantes : « Dans ce fait, la fièvre survenue en même temps que l'éruption a persisté dans son cours, a été accompagnée de troubles nerveux (étourdissements, vertiges) et de désordres digestifs qui auraient fort bien pu faire supposer une toute autre maladie que la syphilis. »

Observation XIII. — G.., marchand de verres, âgé de 51 ans, est un homme robuste et d'une bonne santé habituelle. Il y a environ deux mois, il contracta un chancre, qui fut reconnu pour être induré.

Lorsqu'il entra à l'hôpital de la Pitié, le 22 mai 1861, il présentait une éruption papuleuse généralisée, et, de plus, un état fébrile *qui, durait déjà depuis sept à huit jours*. La langue est saburrale, l'appétit est nul. Plaques muqueuses multiples à l'anus, liqueur de Van Swiéten.

La fièvre cesse au bout de quelques jours; l'éruption commençait à se modifier, lorsque le malade fut pris tout à coup de *vertiges, d'étourdissements* et d'un *malaise général,* qui ne fut pas sans inspirer quelques craintes en faisant songer à la possibilité d'une *maladie fébrile sérieuse.*

Sept jours plus tard, cet état avait disparu. L'usage de la liqueur de Van Swiéten ne fut pas interrompu.

Le 2 juillet, ce malade quittait l'hôpital; son éruption était en partie effacée.

L'observation suivante est empruntée au mémoire de Guntz.

Obs. XIV. — Le malade s'était livré à un rapport contagieux le 7 septembre; il entre à l'hôpital le 15 du même mois.

Le 3 novembre, sans cause connue, le malade fut pris de fièvre dans le courant de l'après-midi; cette fièvre était accompagnée de *céphalalgie* et *d'une très-grande prostration.* Le même soir, le thermomètre placé dans l'aisselle du malade, marquait 31°,04 R. (ou 38°,8 centigrades).

Le 4 novembre au matin, les accidents augmentent. Temp. 31°, 84 R. (ou 39°,8 centigrades).

Le soir, *apparition d'une roséole*; temp. 30°,9 R. (ou 38°,6 cent.). La céphalalgie est moins intense, la prostration a diminué. Sueurs profondes dans le courant de la nuit; le malade se sent beaucoup mieux dans la matinée du 5 novembre. Temp. 29°,4 R. (ou 36°,7 c.).

On observe un exanthème syphilitique très-marqué, formé par des taches rouges érythémateuses, *des vésicules,* etc.

Le 5 novembre au soir, la température est de 29°,6 R. (ou 37°,0 centigrades).

L'exanthème a pâli. Le 6 novembre le malade se plaint d'une angine, dont les symptômes ne font que s'aggraver pendant les jours suivants.

« Il existait dans ce cas, ajoute l'auteur, une fièvre prodromique, très-courte, suivie d'une rémission rapide. *Le caractère aigu, typique de la fièvre syphilitique* était de toute évidence. »

III. — *Forme vague, capricieuse, erratique.*

L'observation clinique nous a révélé des faits encore assez nombreux dans lesquels le type de l'état fébrile est tellement irrégulier qu'on ne peut le définir. Ainsi, dans certaines circonstances, la fièvre est intermittente au début ; elle devient ensuite continue, puis revient au type primitif. La fièvre peut alors passer d'un type à l'autre presque sans discontinuité ; d'autres fois, les intervalles qui séparent les reprises de fièvre sont plus ou moins longs ; ils peuvent varier entre quelques jours et un, deux septénaires.

Cette forme, comme les deux précédentes, s'accompagne de phénomènes généraux et d'accidents syphilitiques variés.

Elle est moins fréquente que les formes intermittente et continue.

La durée dans cette forme est quelquefois très-longue : un mois et demi.

OBSERVATION XV. — Syphilis ancienne. Lymphangite des grandes lèvres. Érosions vulvaires spécifiques. — Pustules d'ecthyma. *Fièvre*, céphalalgie, troubles de la calorification et de la circulation. Arthralgies. Etourdissements, vertiges, asthénie.

M...., (Marie), 28 ans, bonne, entre le 18 janvier 1869 à l'hôpital de Lourcine, salle Saint-Clément, n° 31 (service de M. Fournier).

Bonne santé habituelle, bien réglée ; pas de maladie grave antérieure. Traitée il y a deux ans et demi dans cet hôpital, par M. Panas, pour un chancre de la grande lèvre, elle a pris des pilules de proto-iodure.

Etat actuel. — Lymphangite considérable des grandes lèvres, sur lesquelles, on observe, de plus, des pustules d'ecthyma superficiel. Ecthyma des fesses et des lombes. Cicatrice d'ecthyma galeux sur les jambes.

La malade dit avoir de la *fièvre* depuis *un mois* environ. Elle est prise vers six heures de frissons, qui durent environ un quart d'heure, puis elle a chaud et transpire ensuite à « *mouiller sa chemise et ses draps.* » Cette fièvre dure jusqu'à dix heures, puis la malade dort un peu, mais d'un sommeil agité.

Jamais antérieurement la malade n'a eu d'accès de fièvre intermittente. Elle est, dit-elle, d'un pays (Rodez) où il n'y a pas de fièvre.

La rate est normale; rien du côté des organes profonds.

La malade, depuis qu'elle est infectée, est sujette à de fréquentes céphalées. Traitement : 2 pilules de proto-iodure à 0,05; bains de vapeur, sparadrap de Vigo localement.

19. La malade a eu la veille un accès de fièvre, qui est apparu à six heures et a duré jusqu'à dix heures. Insomnie consécutive ou sommeil agité; céphalalgie ce matin, fatigue, brisement dans les membres, apyrexie, douleur xyphoïdienne.

20. *Même état.* — Observée à six heures du soir, la malade ressent des frissons depuis un moment, la peau est chaude, la face un peu animée, la soif vive. Douleur xyphoïdienne persistante; céphalalgie vive, surtout localisée à la tempe droite. Temp. 37°,3; pouls 108.

22. Amélioration des accidents vulvaires; insomnie nocturne. Etourdissements dans la journée quand elle se lève; diminution des forces et de l'appétit; la malade mange encore deux portions. Le soir, temp. 38°,7; pouls 108.

Les jours suivants la fièvre prend tout à coup un caractère continu; *affaissement, accablement, sentiment de faiblesse générale*; rate normale; pas de complication apparente.

5 février. *Statu quo. Frissons répétés, sueurs locales ou générales*; même appétit, mange 2 portions. Traitement : proto-iodure d'hydrargyre; 2 pilules, julep avec un gramme d'iodure de potassium.

12. La fièvre n'est plus continue. Depuis deux jours, elle apparaît à minuit (frissons, chaleur, sueurs). Céphalalgie vive, insomnie.

6 mars. N'a plus eu d'accès de fièvre depuis le 26 février. Syphilides cutanées guéries; alopécie considérable; plus de céphalalgie; guérison des accidents vulvaires.

30. La malade se sent très-bien et demande à sortir. Exeat.

Remarques. — La fièvre est apparue à un âge avancé de la vérole. Elle est remarquable par sa longue durée, par son passage du type intermittent au type continu. Nous ferons observer en outre que cet appareil fébrile n'était nullement en rapport avec le petit nombre des manifestations cutanées.

Nous noterons encore la répétition des frissons, les sueurs locales et générales, la rapidité avec laquelle les accidents se sont dissipés.

OBSERVATION XVI. — Chancres infectants en voie de transformation. Syphilide papuleuse du tronc. Papules muqueuses abondantes de la vulve. Fièvre spécifique. Absence de phénomènes généraux.

C..... (Marie), 22 ans, cuisinière, entre le 15 juin 1869 à l'hôpital de Lourcine, salle Saint-Clément, n° 34 (service de M. Fournier).

Pas de maladie vénérienne antérieure; les accidents actuels dateraient de trois semaines; pas de toux, pas d'hémoptysie.

État actuel. — Chancres infectants en voie de transformation sur les deux grandes lèvres; rien sur le corps.

Traitement : bains, lotions à la liqueur de Labarraque; 6 pilules de Vallet.

23. La veille, vers trois heures de l'après-midi, frissons pendant trois quarts d'heure, suivis de chaleur et de sueurs.

Observée le soir : la peau est sudorale, la face très-colorée. Pouls 88; temp. 38°,7.

24. La fièvre n'a pas quitté la malade depuis la veille. Soir, vers une heure de l'après-midi, elle a ressenti des frissons; la peau est sudorale. Pouls 92; temp. 39°,1.

25. *Insomnie nocturne, mal de gorge, rien d'apparent*; la fièvre ne l'a pas quittée. Matin, pouls 80; temp. 37°,9. Soir, pouls 80; température 37°,2.

26. Amélioration des accidents vulvaires; même état général. Soir, temp. 38°.

27. Même état. Matin, temp. 37°,8. Soir, 38°.

28. Même état. Intermittence du pouls qui marque 60 pulsations. Soir, temp. 37°.

30. Même état général. Jusqu'au 5 juillet la malade a accusé chaque jour de la fièvre avec exacerbation dans l'après-midi.

Du 5 juillet au 10 juillet, pas de fièvre.

12 juillet. Accès de fièvre la veille, qui a duré une heure et demie eulement.

17. Plus de fièvre; les grandes lèvres *rosées se couvrent de syphilides secondaires* très-abondantes.

21. Une *papule sur la poitrine*, deux sur le dos, trois à la nuque; elles sont squameuses et aussi spécifiques que possible; plus de fièvre.

La malade quitte l'hôpital le 25 septembre, après avoir présenté deux accès de fièvre, l'un le 25 août, l'autre le 19 septembre : ces deux accès étaient frustes.

Voir les observations I et XVIII qui sont aussi des exemples de la forme vague.

TYPHOSE SYPHILITIQUE

Il me reste à signaler, comme complément de cette étude, un fait clinique vraiment étrange et qu'il nous a été donné d'observer assez fréquemment : c'est l'association à l'état fébrile de deux ordres d'accidents que M. Fournier a décrits sous les noms d'*asthénie générale* et d'hébétude, de torpeur intellectuelle.

De cette association résulte un ensemble pathologique qui simule au plus haut point l'aspect de la fièvre typhoïde.

Les femmes syphilitiques, en effet, tombent quelquefois dans un état d'alanguissement général, d'affaissement, de prostration, qui caractérisent l'*asthénie physique*. On observe : « Du côté du système nerveux un singulier état de dépression ; sensibilité souvent obtuse et comme engourdie ; fatigue des yeux, obnubilations passagères ; en quelques cas paresse de l'ouïe ; intelligence même notablement déprimée ; lecture devenue pénible ; inaptitude à un travail intellectuel un peu prolongé ; engourdissement, sorte de torpeur du cerveau, véritable *asthénie cérébrale* (1) » (Fournier).

Si, à ces accidents, nous joignons la céphalalgie, l'inappétence dans certaines circonstances (car le plus fréquemment l'appétit est conservé, quelquefois exa-

(1) De l'état général des femmes syphilitiques pendant la période secondaire (Gazette des hôpitaux, n° 89, 2 août 1870).

géré), les nausées, enfin un état fébrile parfois continu ;
nous aurons dans cet ensemble phénoménal l'aspect
d'une fièvre typhoïde.

Cet état de typhose syphilitique peut durer deux,
trois, quatre jours ; dans certains cas un, deux, trois
septénaires.

La malade revient à la santé par l'amendement pro-
gressif des symptômes, et la syphilis reprend son cours.

Un tel état ne laisse pas au premier abord que d'inspirer des craintes sérieuses. On redoute toujours une
fièvre typhoïde. Toutefois, l'examen attentif de la malade et l'analyse minutieuse des symptômes ne tardent
pas à dissiper les craintes en éclairant le médecin sur
la nature réelle des accidents.

Grave en apparence, cette typhose syphilitique ne
comporte pas de gravité réelle. Jamais de terminaison
funeste. Le retour à la santé a lieu presque sans conva-
lescence.

Observation XVII. — Papules hypertrophiques des grandes lèvres — Psoriasis
palmaire — Pléiade bi-inguinale — Alopécie — *Fièvre* — *Typhose* — Céphalalgie
— Abattement — Etourdissements — Troubles visuels — Myosalgie — Crampes
dans les membres — Fourmillements — Périostoses — Insomnie — Appétit et soif
exagérés, etc. etc.

J... (Julie), 37 ans, domestique, entre, le 10 février 1869, à Lourcine, salle Saint-Clément, n° 30.

Pas de maladie vénérienne antérieure. Pas d'anémie. Il y a quatre mois, elle contracta un bouton sur la grande lèvre droite qui
dura un mois. A ce bouton en succédèrent d'autres. Chute des che-
veux et croûtes depuis trois mois.

État actuel. Papules hypertrophiques des grandes lèvres, de la
face interne des cuisses et de la marge de l'anus.

Pléiade bi-inguinale. Comme état général : affaiblissement considérable des forces, amaigrissement, perte de l'appétit ; maux de
tête continus, fièvre. Ne tousse pas.

Traitement. Proto-iodure d'hydrargyre et iodure de potassium.

20 février. La malade dit avoir de la fièvre depuis son réveil. Temp., 38°5; pouls, 88.

Les 21 et 22. Même état. La malade mange cinq portions.

Le 23. *Crampes* dans les membres inférieurs.

Maux de tête continus; *raideurs dans les doigts* qui l'empêchent de serrer et *fourmillements.*

Douleur entre les deux épaules et sur le bord gauche du sternum. *Envies de vomir.* La *langue est nette,* la *soif vive. Abattement,* (*asthénie*). Pas de toux, pas d'épistaxis. Temp., 37°,2; pouls, 68.

Le 24. *Statu quo. Abattement, céphalalgie, nouvelles douleurs* dans *les masses musculaires* de la jambe.

Langue nette. Appétit conservé, soif très-vive, constipation, *insomnie, céphalalgie, étourdissements. Fièvre.* La malade accuse, pendant la journée, des frissons légers et souvent répétés, des sueurs peu abondantes. Traitement : Frictions sur les jambes avec la pommade mercurielle. Toniques.

Le 25. *Affaissement, céphalalgie, insomnie.* Ce matin, inappétence, langue blanche, soif vive. Peau chaude. Malaise général. Temp., 37°5. Pouls, 100.

Le 26. Réparation rapide à la vulve. *Amélioration des accidents généraux.* Un peu de malaise général, chaleur; pouls, 84. Plus de douleurs.

Le 27. La nuit précédente la malade a *déliré.* Les voisines disent qu'elle parlait seule et tenait des propos extravagants. A la visite, la malade n'a aucun souvenir de ce qu'elle a dit la veille. Elle est *très-accablée,* comme *hébétée.* Elle accuse des douleurs dans les membres supérieurs qu'on ne peut localiser exactement, à cause de l'hébétude dans laquelle elle se trouve. *Malaise général, peau chaude.* Pouls, 92. Traitement : continuer les frictions.

Le 29. Légère amélioration depuis la veille dans l'état général. Douleur dans le bras, le dos, les malléoles externes, sans gonflement, ni rougeur et parfaitement localisables. *Appétit* revenu, la malade mange cinq portions.

Ptyalisme abondant; cessation des frictions. Gargarisme au chlorate de potasse.

2 mars. Mieux. Douleurs moindres. Cependant, la malade est encore *affaissée.* Elle se plaint *d'insomnie.* Traitement : Julep avec un gramme d'iodure de potassium. Gargarisme au chlorate de potasse.

Le 5. Depuis le matin, la malade a été reprise de *céphalalgie,* de douleurs articulaires dans les membres inférieurs, sans gonflement ni rougeur ; *d'abattement comme dans un état général grave. On ne peut, de plus, se fier aux indications de la malade qui est bizarre, comme folle.*

Le ptyalisme est moins abondant. La fièvre légère ; pouls, 92 ; temp., 37°,5.

Le 6. Mêmes douleurs. *Même état de prostration. Chaleur à la peau.* Pouls, 92 ; temp., 37°,5.

Le 8. *Affaissement semblable à celui d'une fièvre typhoïde.* Insomnie ; douleurs persistantes. Ptyalisme persistant. Pouls, 100 ; peau chaude, malaise général. Ne tousse pas, aucun râle sibilant, pas de développement de la rate ; pas de météorisme.

Le 9. *Aspect singulier de la malade. La parole est brève, l'œil hagard.* Peau chaude, légèrement sudorale. Pouls, 120. Inappétence complète ; soif vive.

Le 10. Même affaissement ; douleurs d'oreille ; alopécie considésidérable. Fièvre ; inappétence ; soif vive.

Le 11. Mieux sensible dans l'état général. Diminution des douleurs dont la malade souffrait beaucoup. Pouls, 92.

Le 12. Mieux continue. La malade se lève. L'appétit renaît. L'état mental est complément sain.

Le 14. La malade est assez bien. L'appétit est complétement revenu.

Le 22. La malade demande à sortir. Elle est guérie de ses accidents vulvaires et des phénomènes si graves qu'elle a présentés.

Observation XVIII. — Chancres infectants en voie de transformation. Œdème considérable d'une grande lèvre. Pléiade inguinale énorme. Papules muqueuses. Faiblesse. Abattement. Fièvre spécifique. Insomnie ; nausées. Accidents hystériques.

B... (Joséphine), 22 ans, entre, le 8 décembre 1868, salle Saint-Clément, n° 45, hôpital de Lourcine. Santé antérieure excellente. Les accidents actuels dateraient de deux mois. Pas de traitement antérieur.

Etat actuel. — Chancres infectants des grandes et des petites lèvres en voie de transformation. Œdème considérable de la grande lèvre gauche. Pléiade inguinale gauche énorme. Papule muqueuse du pli génito-crural droit. Sur le ventre cinq ou six petites taches rosées paraissant bien spécifiques. La malade se plaint d'une grande faiblesse ; pas d'anémie ; elle est grasse et a bon appétit.

Traitement : Une pilule de proto-iodure à 0,05. Lotions locales avec une solution de la liqueur de Labarraque. Vin de quinquina; six pilules de Vallet.

Le 19. Amélioration des accidents vulvaires. Les rougeurs abdominales paraissent être un début de roséole. La malade a été prise de fièvre la veille vers trois heures; celle-ci dure encore.

Le 23. La malade accuse toujours une grande faiblesse. Douleurs articulaires (arthralgie) sans rougeur ni gonflement. Céphalalgie violente. La fièvre ne cesse ni jour ni nuit au dire de la malade. Réparation avancée à la vulve.

18 janvier. Même faiblesse. La malade dit avoir eu toujours un peu de fièvre depuis le 18 décembre. A la visite, le pouls est à 88 ; la temp. est de 37o,1. Inappétence, la malade mange encore une portion. Nausées. Abattement comme si elle couvait une fièvre continue. Pas d'épistaxis. Rien au thorax. Plus de douleurs articulaires.

Observée le soir, la malade accuse des étouffements, de la constriction à la gorge. La face est colorée; la peau chaude. Pouls, 96. Peu de malaise général. Rien au thorax. Pas de météorisme; pas d'épistaxis. Aucune complication apparente. Continuer le traitement.

Le 21. Même état général ; un peu de chaleur à la peau. Vomissements. Pouls, 96. Peu de malaise général.

Le 22. La fièvre est moindre depuis quelques jours. Amélioration.

Le 23. La veille, la malade a eu un accès de fièvre de huit à dix heures du soir (frissons, chaleur et sueurs). Insomnie. Céphalalgie.

24. Pas de fièvre la veille. Rien sur le corps. Amélioration.

Le 25. Pas d'accès fébrile la veille. Ce matin : abattement, nausées ; céphalalgie. Douleur thoracique gauche. Rien à l'auscultation ; pas de toux. Continuer le traitement.

27. Pas d'accès de fièvre la veille. Plus d'insomnie ni de céphalalgie ni de douleur thoracique. La malade se sent mieux, elle demande à se lever. Rien sur le corps.

Le 29. Accès fébrile la veille ayant duré trois heures. Accidents hystériques pendant la journée, survenus sans cause. La malade affirme n'avoir jamais présenté de pareils accidents.

Observée à six heures et demie du soir. Frissons depuis six heures; peau chaude, face colorée, malaise général, céphalalgie intense. Temp., 39o.6.

Le 30. La malade se sent un peu abattue. Inappétence, langue un peu blanche. Pouls, 92; temp., 38·,7. Le soir. Chaleur vive de la peau, sueurs abondantes. Pouls, 112. Temp., 39°,5.

Le 31. Insomnie nocturne, céphalalgie jour et nuit. La malade a eu la veille vers huit heures du soir une crise d'hystérie. Pouls 88. Temp. 38°.

1 février. Accablement. Langue assez nette. Pouls 104. Température 37°,9.

Le 3. Mieux sensible. Moins de fièvre. Temp. 37

Le 4. Plus de fièvre depuis la veille. La malade accuse encore de la céphalalgie, des palpitations; elle se sent pourtant mieux. Temp. 38°,5.

Le 8. Plus de fièvre depuis le 3. Les phénomènes généraux, les douleurs disparaissent rapidement.

Le 30. La malade se sent tout à fait bien et demande à quitter l'hôpital. Elle sort guérie de ses accidents.

Remarques. — Dans les deux observations qui précédent, les phénomènes de typhose sont accusés au plus haut degré, si bien qu'au début nous avons pu croire à la possibilité d'une fièvre typhoïde. Nous ferons remarquer l'irrégularité du type de la fièvre ; son allure si capricieuse, la répétition des frissons et des sueurs. N'est-il pas vraiment étrange de rencontrer chez des syphilitiques un pareil assemblage de phénomènes que ne peut expliquer aucun autre état morbide que la syphilis ?

OBSERVATION XIX. — Papules muqueuses ulcérées vulvaires ; papules muqueuses péri-anales — Syphilide papuleuse du tronc, des membres, plaques amygdaliennes ulcérées. Fièvre spécifique, courbature. Epigastralgie — Douleurs vagues dans les membres, insomnie, céphalée. Algidités et sueurs des extrémités.

N... (Justine), couturière, 25 ans, entre le 15 juin 1869, à l'hôpital de Lourcine, salle Saint-Clément, no 37. Chancre et plaques muqueuses il y a deux ans. Traitée par un médecin en ville, la malade n'a jamais pris de pilules. Bonne santé habituelle.

Etat actuel. — Sur les grandes et les petites lèvres, sur le capuchon clitoridien, papules muqueuses ulcérées récentes; deux papules péri-anales; pléiade biinguinale. — Syphilide papuleuse du tronc, des membres, de la nuque. Plaques ulcéreuses des amygdales. — Tous ces accidents dateraient de quinze jours. La malade dit avoir de la fièvre depuis la même époque. — Elle a beaucoup maigri depuis quelques semaines. Pas de toux, pas d'hémoptysie. Aucune affection thoracique antérieure. Rien à l'auscultation. *Traitement.* — 1 pilule de proto-iodure. — Julep : 1 gramme d'iodure.

Le 18. La malade a eu de la fièvre la veille (frisson, chaleur, sueurs). Insomnie nocturne. Courbature. Douleurs vagues dans les membres (myosalgie). Temp. 36,9, pouls 80.

Observée le soir à cinq heures et demie. La malade dit avoir eu du frisson le matin vers onze heures, suivi de chaleur, de sueurs jusqu'à trois heures de l'après-midi. — Actuellement peau encore chaude, sudorale; pieds froids, humides de sueurs. Courbature générale. Céphalée continue, surtout bitemporale. Appétit modéré, langue nette. Insomnie. Temp. 37,6. Pouls 96.

Traitement. — 1 pilule de proto-iodure. Julep 1 gr. d'iodure.

Le 19. Froid intense de six à sept heures du matin. Les autres accidents persistent. Amélioration du côté de la vulve. Temp. 37,6; pouls 80. Soir, à cinq heures et demie : Courbature générale qui oblige la malade à garder le lit. Céphalalgie. Froid intense et généralisé. — Insomnie. Temp. 37,8. Pouls 92.

Le 20. La malade a dormi un peu; elle se sent mieux. — Extrémités glacées. Etat fébrile continu. Temp. 37,4; pouls 88. Soir, froid toute la journée. Vers quatre heures et demie, frissons, pieds glacés. Céphalalgie. Epigastralgie. — *Peau brûlante.* Etat fébrile continu. Temp. 37,2; pouls 88.

Le 21. Insomnie, épigastralgie. *Courbature* : pieds froids; abattement; inappétence. Etat fébrile continu. Temp. 37,2; pouls 88. Soir, *statu quo.* Peau très-chaude; reste couchée; inappétence. Temp. 38,8; pouls 112.

Le 22. *Vomissement* bilieux ce matin; même état que la veille; cicatrisation à la vulve. Temp. 38,2; pouls 104. Soir, même état; inappétence; céphalalgie; abattement. Etat fébrile continu. Temp. 39,4; pouls 120.

Le 23. La fièvre n'a duré que trois heures la veille, va mieux. Temp. 38; pouls 96. Soir, froid généralisé toute la journée, se trouve mieux. Temp. 37,8; pouls 108.

Le 24. Le mieux continue. — Angine légère. Matin, temp. 37°,6. pouls 96. Soir, temp. 37°,9; pouls 104.

Le 25. La malade a moins de fièvre; les accidents généraux se sont dissipés. — L'appétit renaît. — La malade se lève. Matin, temp. 37°,2; pouls 96.

Le 26. La fièvre tombe et disparaît les jours suivants. La malade se sent en état de sortir le 5 juillet; elle est guérie des accidents qu'elle a présentés.

Remarques. — La fièvre, dans cette observatien, se montre dans une syphilis datant de deux ans. Elle s'est prolongée bien au delà de l'éruption de syphilide papuleuse qu'elle avait précédée.

Pour ne pas multiplier inutilement les observations, nous renvoyons le lecteur aux observations II et III, qui sont aussi des exemples de typhose syphilitique.

CHAPITRE III.

1° *Epoque d'apparition.* — La fièvre syphilitique a une première époque d'apparition en deçà de laquelle on ne l'observe jamais : c'est le moment où la syphilis va révéler sa présence par les premières manifestations constitutionnelles secondaires.

Guntz, dans son mémoire, a cherché à préciser cette date d'apparition, et voici ce qu'il dit : « Dans ces cas (de chancre infectant) traités par l'expectation, nous avons vu paraître, soixante-cinq jours à partir de la *contagion,* une fièvre très-nette, plus ou moins violente ; nous avons observé cette fièvre le plus fréquemment du cinquantième au soixante-cinquième jour, plus rarement du soixantième au soixante-cinquième jour que du cinquantième au soixantième.

Quand la fièvre se montre à cette époque, elle s'ajoute aux phénomènes généraux prodromiques de la période secondaire, phénomènes généraux auxquels la fièvre syphilitique ne le cède en rien comme valeur diagnostique, et que les plus anciens auteurs considéraient comme des signes certains de l'infection générale de l'économie : « *Signa labis conceptæ.* » (Fracastor).

En dehors de cette première époque d'apparition qui fait de cette fièvre une fièvre prodromique à l'instar de celle de la variole, de la scarlatine, etc., la fièvre syphilitique, c'est là un poir t que je désire faire ressortir, se montre, dans le cours de la période secondaire, à des époques, des termes très-variés. Ce fait, parfaitement établi par nos observations, donne un complet démenti à cette vieille croyance qui, comme toutes les erreurs, se répète de génération en génération, à savoir que : *la syphilis est une maladie sans fièvre*.

L'époque moyenne à laquelle cette fièvre se montre dans le cours de la période secondaire est le septième mois après l'apparition de l'accident primitif. Cette moyenne a été établie d'après 114 cas de syphilis secondaire recueillis par M. Fournier, à l'hôpital de Lourcine.

La fièvre annonce quelquefois une poussée d'accidents vers la peau. Ainsi, telle malade qui a présenté un état fébrile prodromique de sa première éruption de roséole, offrira un état fébrile prodromique d'une syphilide papuleuse. Souvent, d'après les caractères de la fièvre, nous avons été amené à diagnostiquer la syphilis dans des cas où la malade, entrant à l'hôpital en pleine période secondaire, n'avait que des renseignements peu précis à nous fournir sur l'accident primitif et les antécédents.

Mais la fièvre syphilitique n'est pas toujours nécessairement liée à une éruption en incubation. Elle se montre au contraire assez souvent en dehors de toute éruption, comme *un accident syphilitique isolé*. Elle est souvent accompagnée de phénomènes multiples et variés du côté des systèmes nerveux, séro-fibreux, musculaire, etc., etc.

A une époque avancée da la période secondaire, la la fièvre syphilitique est rare.

Nous ne l'avons jamais observée dans la période tertiaire.

2° *Durée*. — La variabilité dans la durée est, comme nous l'avons déjà dit au sujet des symptômes, un des caractères de la fièvre syphilitique. Guntz dit avoir observé cette fièvre « le plus fréquemment du cinquantième au soixante-cinquième jour, plus rarement du soixantième au soixante-cinquième jour, que du cinquantième au soixantième. » Ce qui vient à dire que la fièvre dure le plus fréquemment quinze jours et plus rarement cinq jours que dix. Cet auteur ne parle ici que de la fièvre prodromique de la période secondaire. Cette fièvre, selon lui, est toujours continue-rémittente. Or, d'après nos observations, la durée de cette forme est plus variable : cinq, six, dix jours, et quelquefois deux, trois septénaires.

Dans la forme erratique ou vague, la durée est encore plus variable. Nous avons observé des cas où les malades ont présenté des accès pendant quatre, cinq, six septénaires.

3° *Fréquence*. — Les auteurs qui ont parlé de la fièvre syphilitique la disent rare, presque exceptionnelle. C'est là une erreur, et les nombreuses observations recueillies par M. Fournier, dans son service de l'hôpital de Lourcine démontrent le contraire.

Assez fréquemment, en effet, on observe la fièvre syphilitique comme prodrome de la première poussée éruptive, accompagnant les phénomènes généraux prodromiques de la période secondaire.

D'après Guntz, la fièvre ne ferait jamais défaut à cette époque, chez les malades qui n'ont pas suivi un traitement spécifique préventif ; elle serait toujours appréciable au thermomètre quand elle n'est pas bien accusée par ses phénomènes apparents.

Pendant le cours de la période secondaire, l'état fébrile est non moins fréquent ; il ne se passe pas de semaine que, dans son service, M. Fournier ne trouve cette complication qui le plus souvent est accusée par la malade elle-même.

Nous avons voulu établir, par une statistique, la fréquence de l'état fébrile dans la syphilis. Cette statistique ne porte que sur des cas de syphilis observés chez la femme. Voici le résultat auquel nous sommes arrivé :

Sur un nombre de 798 observations (1) de syphilis recueillies à l'hôpital de Lourcine, nous avons noté 239 fois l'état fébrile, ce qui donne une proportion de 29,94 pour 100, c'est-à-dire près de 1 cas de fièvre sur 3 cas de syphilis. Et encore faudrait-il ajouter à ces chiffres ceux que nous fournirait un grand nombre de malades qui, sortant de l'hôpital au bout de quelques jours, échappent ainsi complétement à notre observation.

La fièvre syphilitique est plus fréquente chez la femme que chez l'homme.

Cette différence ne doit pas nous étonner, car nous savons que les accidents nerveux et les phénomènes de syphilis viscérale sont bien plus fréquents chez la femme.

4° *Marche*. — La fièvre syphilitique est très-variable, très-irrégulière dans sa marche, moins fixe, moins constante dans son type. Ainsi, du type intermittent, elle passe sans transition au type continu, quitte celui-ci

(1) Collection de M. Fournier.

pour revenir au type intermittent, puis cesse, se reproduit
après un certain laps de temps, quelquefois cesse encore
pour se manifester de nouveau. Ou bien encore, elle
cesse quand apparaît l'éruption, d'autres fois l'accompagne quelque temps avec la même intensité, puis cesse
tout à coup. Enfin, elle peut se produire sans être liée
à une éruption en incubation.

5° *Terminaison.* — Elle est toujours heureuse, même
dans les cas de typhose; jamais un seul instant nous
n'avons observé de phénomènes graves qui aient pu
faire craindre pour les jours des malades.

§ B. NATURE.

Cette fièvre est-elle bien syphilitique? Tire-t-elle son
origine de la diathèse syphilitique? Est-elle « liée d'une
manière intime à la présence du principe de la vérole
dans l'organisme, de telle sorte qu'effet dérivant d'une
cause spéciale, elle ne disparaît qu'alors seulement que
la cause qui l'a engendrée aura été éteinte, ou tout au
moins aura changé le mode de ses manifestations. »
Nous ne craignons pas de soutenir que cette fièvre
existe comme une manifestation propre à la diathèse
et qu'elle doit être dès lors décrite comme un accident
d'origine syphilitique.
D'ailleurs nous fournissons à l'appui de notre opinion
les preuves suivantes qui résultent de l'ensemble des
considérations dans lesquelles nous sommes entré.

1° *La fréquence même de l'état fébrile chez les sujets syphilitiques.* C'est faute d'une étude attentive et suivie
que sa nature a pu être si longtemps méconnue.

D'après la statistique que nous avons produite, nous voyons que l'état fébrile à l'hôpital de Lourcine se montre dans la proportion de 29,94 pour 100. Or, si cette fièvre était liée à un état morbide intercurrent, la rencontrerait-on avec cette fréquence? D'ailleurs, nous avons soigneusement exclu de notre statistique tous les cas avec complication possible.

2° *L'identité des conditions dans lesquelles se produit l'état fébrile chez les sujets syphilitiques.* Cette fièvre appartient essentiellement à la *période secondaire.* Elle se produit, soit comme prodrome de la première poussée éruptive, soit dans le cours de la période secondaire sans être nécessairement liée à une éruption en incubation. Or, se produirait-elle ainsi à terme fixe, pour ainsi dire, à une époque de la maladie aussi nettement déterminée si le hasard seul présidait à son apparition?

3° *La coïncidence de l'état fébrile avec des accidents syphilitiques relevant d'un état pathologique du système nerveux et l'absence de toute manifestation cutanée.* Nous avons démontré par des observations que l'état fébrile chez les syphilitiques était le plus souvent accompagné d'accidents imputables à un trouble profond du système nerveux (céphalée, insomnie, douleurs, névralgies, viscéralgies, troubles de la sensibilité générale ou spéciale, étourdissements, défaillances, asthénie, accès convulsifs, tremblement, algidités périphériques, sueurs, palpitations, boulimie, polydipsie, etc., etc.). Pourquoi de tout cet ensemble distrairait-on la fièvre? Pourquoi refuserait-on de la considérer comme un symptôme de vérole, alors qu'on accorde ce caractère à la plupart des phénomènes qui l'accompagnent? Ne relève-t-elle pas, elle aussi, d'un état pathologique des centres nerveux ? Si la nature des lésions nerveuses centrales nous est inconnue pour l'état fébrile, l'est-elle moins pour les autres accidents? Aucunement. Il semble donc parfaitement logique de rattacher à la même cause la vérole, un symptôme qui se produit en compagnie d'autres manifestations syphilitiques du même ordre.

4° *L'absence de tout état morbide intercurrent auquel on puisse rattacher l'état fébrile.* On pourra objecter que cette fièvre est symptomatique d'une affection intercurrente. Dans nos observations, nous avons recherché avec soin si l'état fébrile n'était pas le symptôme d'une affection intercurrente, et nous avons rejeté tous les cas qui pouvaient faire soupçonner une complication. En supposant que l'erreur fût encore possible, nous serions-nous toujours trompés ? Ce n'est pas admissible.

5° *Les caractères particuliers avec lesquels cette fièvre se présente.* Ce sont ces phénomènes bizarres que nous avons signalés dans la symptomatologie : la conservation de l'appétit, assez souvent son exagération, la netteté de la langue, l'insomnie, la céphalée. C'est encore le caractère si souvent atypique de l'état fébrile, l'irrégularité de son évolution, la variabilité de sa durée.

Ces caractères, que nous ne retrouvons dans aucun autre état fébrile symptomatique, donnent à cette fièvre une physionomie spéciale toute particulière. Ils suffisent à lui assigner une place dans le cadre nosologique.

6° *L'efficacité du traitement spécifique à combattre cette fièvre.* Nous verrons au chapitre du traitement que le

mercure et l'iodure de potassium sont les deux seuls
médicaments que l'on puisse efficacement lui opposer.
Sans prendre, dans toute son acception, cette sentence
des anciens, nous dirons avec eux : *naturam morborum
curationes ostendunt.*

Il ressort pour nous de l'ensemble de ces considérations qu'il existe une *fièvre syphilitique*, que cette fièvre
se produit comme une manifestation *propre, essentielle*
de la diathèse.

Quant à la physiologie pathologique de cette *fièvre
spécifique*, nous n'essayerons pas de la discuter. Nous
ne nous aventurerons pas à rechercher quelles modifica-
tions opère la vérole sur le système nerveux central.
Nous ne pourrions que risquer des hypothèses ; mieux
vaut nous en tenir aux faits acquis.

CHAPITRE IV.

Le diagnostic de la fièvre syphilitique comprend deux questions bien distinctes :

1° Chez un sujet connu syphilitique et soigné comme tel, rechercher la valeur diagnostique de l'état fébrile ; c'est-à-dire savoir si cet état fébrile est symptomatique de la syphilis, ou s'il est une manifestation première prodromique, ou symptomatique, d'une affection intercurrente.

· 2° Un état fébrile étant donné, en rechercher la valeur diagnostique et savoir si ses caractères, ses divers symptômes permettent, oui ou non, d'en reconnaître la nature syphilitique. Cette seconde question comprend nécessairement le diagnostic différentiel de la fièvre syphilitique et des divers états fébriles qui peuvent la simuler.

Première question. Chez un sujet syphilitique rechercher la valeur diagnostique d'un état fébrile.

Les détails que nous avons donnés dans la symptomatologie permettent dans *certains cas types* de ne pas hésiter longtemps sur ce point. Il est incontestable que, chez un malade, et surtout chez une femme à laquelle on donne des soins depuis un mois ou six semaines pour un chancre induré, si l'on voit survenir de la fièvre avec conservation de l'appétit, netteté de la langue; de la fièvre à accès vespérins ou nocturnes, à évolution irrégulière et variable; si en même temps il se développe de la céphalalgie presque continue, des douleurs rhumatoïdes, de l'insomnie, etc., etc., on pourra sans le moindre doute annoncer la nature syphilitique de l'état fébrile.

Mais la fièvre syphilitique peut se développer aussi dans le cours de la période secondaire indépendamment de toute éruption; dans ce cas elle est plus difficile à reconnaître, parce qu'elle éveille moins l'attention du médecin. Celui-ci, peu prévenu de son existence et surtout de sa fréquence, ne songe pas à rattacher la fièvre à la syphilis. Dans cette circonstance, l'ensemble des caractères propres que nous avons assignés à cet état fébrile ne laisse aucun doute sur sa nature.

Seconde question. Un état fébrile étant donné, est-il, oui ou non, symptomatique de la syphilis?

Nous supposons, ici, que le malade ne donnant de lui-même aucun renseignement sur l'existence antérieure de symptômes syphilitiques ou même dissimulant ces symptômes, ne met pas le médecin sur la voie du diagnostic. Dans certaines circonstances, la fièvre syphilitique a des caractères si nettement prononcés que le doute est difficile, et que la présomption d'une syphilis est la première idée qui s'impose à l'esprit. Tels sont, par exemple, ces cas types où l'état fébrile syphilitique se montre avec des caractères particuliers tellement nets que le diagnostic ne laisse aucun doute.

Mais il n'en est pas toujours ainsi. Par ses formes et ses symptômes, la fièvre syphilitique peut simuler des affections très-diverses avec lesquelles elle peut être confondue. Nous diviserons en conséquence l'étude du diagnostic différentiel en trois parties, suivant que la fièvre affecte le type *intermittent*, le type *continu-rémittent* ou le type *vague*.

I. *Forme intermittente.*

Elle peut être confondue avec la *fièvre intermittente palustre*, avec les *fièvres intermittentes symptomatiques* de *tubercules*, de *suppuration*, d'*affections rénales et uréthrales*.

A. *Fièvre intermittente palustre.* — Toutes deux sont caractérisées par des accès fébriles isolés, séparés par des intervalles d'apyrexie. Mais l'accès intermittent syphilitique est presque toujours quotidien ou atypique, l'accès palustre quelquefois quotidien, mais le plus souvent tierce, surtout au début de l'infection et dans les formes franches. Le premier est presque toujours vespérin et très-souvent nocturne ; le second diurne, très-rarement nocturne. L'accès syphilitique est le plus souvent irrégulier dans sa composition, dans l'ordre de succession de ses stades et dans leur durée. L'accès palustre est le plus généralement complet, plus méthodique dans son évolution. Enfin, la rate est toujours normale et le sulfate de quinine impuissant même à modifier les accès dans la fièvre intermittente syphilitique.

Le tableau suivant (1) mettra en relief ces différences :

(1) Ce tableau est emprunté à une clinique de M. Fonrnier faite à l'hôpital de Lourcine.

ACCÈS INTERMITTENT SYPHILITIQUE :

I. Presque toujours *quotidien*; non susceptible du type tierce, quarte, etc.

II. Presque toujours vespérin, ou plus souvent encore *nocturne*.

III. Accès généralement *incomplet, fruste,* en ce sens qu'il est rarement composé par les trois stades classiques de l'accès paludéen, — stade de froid et stade de sueur faisant souvent défaut ou très-faiblement accusés, — stade de chaleur toujours prédominant comme intensité de phénomène et comme durée.

IV. Accès presque toujours *irrégulier,* quelquefois même désordonné (stades confondus ou intervertis; phénomènes différents des divers stades souvent associés).

V. Accès *très-variable comme forme,* comme physionomie générale, soit d'un sujet à un autre, soit d'un jour à l'autre, sur le même sujet.

VI. Accès à *durée généralement moindre* que celle de l'accès palustre, variable d'ailleurs, et souvent assez courte.

VII. Jamais de développement de la *rate.*

VIII. Accès *rebelle au sulfate de quinine,* mais cédant au *mercure.*

ACCÈS INTERMITTENT PALUSTRE :

I. Quelquefois quotidien, mais plus souvent *tierce,* surtout dans les formes franches et au début de l'infection.

II. *Diurne* le plus habituellement.

III. Accès généralement *complet,* c'est-à-dire composé par *trois stades* successifs dans chacun desquels prédomine un phénomène spécial.

IV. Accès *méthodique* comme évolution (stades nettement tranchés et distincts, se succédant avec une régularité parfaite).

V. Accès généralement *uniforme,* semblable à lui-même, soit d'un malade à un autre, soit sur le même sujet.

VI. Accès en général *assez long.*

VII. Presque invariablement, développement appréciable de la *rate.*

VIII. Accès très-sensible à l'action du *sulfate de quinine,* insensible à celle du *mercure.*

B. *Fièvre intermittente symptomatique de tubercules.* — La fièvre intermittente syphilitique est le plus souvent confondue avec l'état fébrile intermittent qui se montre au début de la tuberculose ; car, ainsi que nous l'avons dit déjà, la fièvre intermittente syphilitique est le plus souvent irrégulière, incomplète ou fruste, atténuée dans ses phénomènes. Pour différencier ces deux états fébriles, il faut interroger les antécédents, faire un examen minutieux du malade, chercher à surprendre un phénomène qui mette sur la voie du diagnostic. Par là on arrivera à déterminer que le malade est syphilitique, et la période à laquelle la maladie est arrivée ; ou bien qu'il a eu des hémoptysies antérieures ; qu'il est sujet depuis quelque temps déjà à une toux sèche qui provoque l'expulsion de crachats clairs, presque salivaires ; que le malade maigrit depuis quelque temps, malgré l'appétit et l'intégrité des fonctions digestives. Enfin, dans les cas où la sueur seule, soit locale, soit générale, caractérise l'accès, nous ferons observer que chez le syphilitique la sueur se produit pendant l'insomnie, du moins dans l'immense majorité des cas, tandis que chez le tuberculeux elle se produit pendant le sommeil.

C. *Fièvres intermittentes symptomatiques de suppuration, d'affections rénales et uréthrales.* — Dans ces deux cas l'erreur est moins fréquente, car l'état fébrile se présente dans des conditions telles que l'examen attentif des organes, l'interrogatoire, les commémoratifs dissiperont bientôt les doutes.

II. *La forme continue exacerbante*

Elle peut être confondue avec la *synoque*, la *fièvre typhoïde*, le *rhumatisme*, la *grippe*.

A. *La synoque.* — La fièvre syphilitique ne présente

pas les prodromes de la synoque; aussi accusés parfois
que ceux de la dothiénentérie; les troubles gastriques :
l'inappétence presque complète, la langue recouverte
d'un épais enduit blanchâtre, l'empâtement de la
bouche. La synoque, de plus, a une marche continue
sans paroxysmes évidents. En général, la fièvre croît
d'intensité pendant deux ou trois jours, puis demeure
un jour ou deux stationnaire, diminue ensuite et s'éteint
peu à peu. Sa durée est de sept jours, rarement
au delà.

B. *La fièvre typhoïde.* — On n'observe pas dans la
fièvre syphilitique les épistaxis, la chaleur âcre de la
peau, les râles bruyants du côté de la poitrine, la séche-
resse et les enduits bruns de la langue et des dents,
l'intumescence de la rate, le météorisme, etc.; enfin l'a-
dynamie, le délire, la stupeur, le facies plaqué, etc.

C. *Le rhumatisme articulaire aigu.* — Dans l'appareil
fébrile plus ou moins intense constituant la *fièvre rhu-
matismale* des auteurs, la peau est chaude, halitueuse,
souvent baignée d'une sueur nauséabonde et profuse.
Les douleurs articulaires sont accompagnees de gonflement et de rougeur, elles sont exaspérées par la pres-
sion. Nous ne trouvons rien de semblable dans la fièvre
syphilitique.

D. *La grippe.* — L'état fébrile, d'une intensité généralement moyenne, offre des redoublements vers le
soir; mais dès le début les signes de phlegmasies du
côté de quelques membranes muqueuses suffisent à
éclairer le diagnostic. Ainsi, il y a de l'enchifrènement,
l'odorat est perdu, un fluide séreux s'écoule en abon-

dance des narines ; les yeux sont rouges, larmoyants ;
la voix est rauque, etc.

III. *Forme vague ou capricieuse.*

Cette forme ne peut être guère confondue qu'avec les
accidents fébriles observés quelquefois chez les hystériques. Les commémoratifs, les antécédents, l'efficacité
des antispasmodiques à modifier ces accidents, sont autant de guides pour le diagnostic.

CHAPITRE V.

PRONOSTIC.

La fièvre syphilitique ne présente jamais de gravité, même lorsqu'elle s'accompagne de cet appareil symptomatique, en apparence grave, qui simule ce qu'on a appelé « l'état typhoïde. » Toutefois, il ne faudrait pas croire que cette complication soit indifférente : elle met lesmalades dans de mauvaises conditions pour l'évolution ultérieure de la syphilis.

Ce que nous devons rechercher, c'est la valeur pronostique de l'état fébrile qui nous occupe. Ajoute-t-il un élément de gravité aux manifestations cutanées ou muqueuses? Cause-t-il l'apparition de syphilides graves précoces? Nous ne pouvons répondre que d'une manière incomplète à ces questions, n'ayant pu suivre, dans le plus grand nombre des cas, assez longtemps nos malades.

Voici ce qui résulte de nos observations :

L'état fébrile accompagne surtout les formes de syphilis :

1° A manifestations multiples, et surtout à manifestations nerveuses ;

2° A tendance viscérale, intéressant dans la période secondaire les systèmes nerveux, gastro-intestinal, circulatoire, cardio-vasculaire, etc., etc.

CHAPITRE VI.

TRAITEMENT.

« Quand on ne donne pas de *médicament*, dit Guntz,
« à un malade atteint de fièvre intermittente, il a
« de nouveaux accès ; quand on ne donne pas de
« mercure à un syphilitique, il a la fièvre; quand on
« donne le mercure dès le début, la fièvre fait défaut.
« Une fois qu'une fièvre éruptive (rougeole, variole) est
« déclarée, aucun médicament ne peut l'arrêter. Il en
« est de même de la fièvre syphilitique. Il est des cas où
« le mercure peut cependant amoindrir la fièvre. »

Guntz ne veut parler que de la fièvre qui se montre
concurremment avec les phénomènes généraux prodromiques de la période secondaire. Il assimile cette fièvre
aux fièvres éruptives. Nous ne croyons pas que son
opinion soit exacte. Comme nous l'avons démontré, la
fièvre est fréquente dans le cours de la période secondaire, et elle se présente très-souvent chez des sujets
qui ont déjà suivi un traitement mercuriel.

Selon M. Diday, le fer et l'iode sont les deux seuls
médicaments à opposer à l'état fébrile et aux autres
phénomènes prodromiques de la période secondaire, et
il en conclut que cette complication de l'état fébrile n'a
pas avec la syphilis les mêmes rapports que les lésions
constitutionnelles, qu'elle est occasionnée et non direc-
tement causée par cette maladie. Cette opinion n'est
pas absolument vraie ; car, s'il y a des accidents qui
peuvent être rattachés à la *chlorose* et à l'*anémie*, il y en
a un grand nombre que celles-ci ne peuvent expliquer

et qui d'ailleurs ne sont nullement justiciables du fer et de l'iode.

M. Fournier associe les toniques à l'iodure de potassium contre les phénomènes généraux et l'état fébrile prodromique de la période secondaire.

Dans le cours de la période secondaire, il associe le mercure à l'iodure de potassium concurremment avec les toniques. Quelquefois l'iodure de potassium est seul employé avec les toniques.

Le mercure est moins efficace contre la fièvre que contre les autres manifestations de la période secondaire. Ce fait n'a rien qui nous étonne, car nous savons que le mercure est moins actif dans les syphilis à forme viscérale.

A. Parent, imprimeur de la Faculté de Médecine, rue Mr-le-Priuce, 31.